W0256116

Veröffentlichungen aus dem Gebiete des Militär-Sanitätswesens.

Herausgegeben von der **Medizinal-Abteilung** des Kgl. Preussischen Kriegsministeriums.

1. Heft. Historische Untersuchungen über das Einheilen und Wandern von Gewehrkugeln. Von Stabsarzt Dr. A. Köhler. 1892. 80 Pf.

2. Heft. Ueber die kriegschirurgische Bedeutung der neuen Geschosse. Von Geh. Ober-Med.-Rat Prof. Dr. von Bardeleben. 1892. 60 Pf.

3. Heft. Ueber Feldflaschen und Kochgeschirre aus Aluminium. Bearbeitet von Stabsarzt Dr. Plagge und Chemiker G. Lebbin. 1893. 2 M. 40 Pf.

4. Heft. Epidemische Erkrankungen an akutem Exanthem mit typhösem Charakter in der Garnison Cosel. Von Oberstabsarzt Dr. Schulte. 1893. 80 Pf.

5. Heft. Die Methoden der Fleischkonservierung. Von Stabsarzt Dr. Plagge und Dr. Trapp. 1893. 3 M.

6. Heft. Verbrennung des Mundes, Schlundes, der Speiseröhre und des Magens. Behandlung der Verbrennung und ihrer Folgezustände. Von Stabsarzt Dr. Thiele. 1893. 1 M. 60 Pf.

7. Heft. Das Sanitätswesen auf der Weltausstellung zu Chicago. Bearbeitet von Generalarzt Dr. C. Grossheim. Mit 92 Textfiguren. 1893. 4 M. 80 Pf.

8. Heft. Die Choleraerkrankungen in der Armee 1892 bis 1893 und die gegen die Cholera in der Armee getroffenen Massnahmen. Bearbeitet von Stabsarzt Dr. Schumburg. Mit 2 Textfiguren und 1 Karte. 1894. 2 M.

9. Heft. Untersuchungen über Wasserfilter. Von Oberstabsarzt Dr. Plagge. Mit 37 Textfiguren. 1895. 5 M.

10. Heft. Versuche zur Feststellung der Verwertbarkeit Röntgenscher Strahlen für medizinisch-chirurgische Zwecke. Mit 23 Textfiguren. 1896. 6 M.

11. Heft. Ueber die sogenannten Gehverbände unter besonderer Berücksichtigung ihrer etwaigen Verwendung im Kriege. Von Stabsarzt Dr. Coste. Mit 13 Textfiguren. 1897. 2 M.

12. Heft. Untersuchungen über das Soldatenbrot. Von Oberstabsarzt Dr. Plagge und Chemiker Dr. Lebbin. 1897. 12 M.

13. Heft. Die preussischen und deutschen Kriegschirurgen und Feldärzte des 17. und 18. Jahrhunderts in Zeit- und Lebensbildern. Von Oberstabsarzt Prof. Dr. A. Köhler. Mit Porträts und Textfiguren. 1898. 12 M.

14. Heft. Die Lungentuberkulose in der Armee. Bearbeitet in der Medizinal-Abteilung des Königl. Preuss. Kriegsministeriums. Mit 2 Tafeln. 1899. 4 M.

15. Heft. Beiträge zur Frage der Trinkwasserversorgung. Von Oberstabsarzt Dr. Plagge und Oberstabsarzt Dr. Schumburg. Mit 1 Tafel und Textfiguren. 1900. 3 M.

16. Heft. Ueber die subkutanen Verletzungen der Muskeln. Von Dr. Knaak. 1900. 3 M.

17. Heft. Entstehung, Verhütung und Bekämpfung des Typhus bei den im Felde stehenden Armeen. Bearbeitet in der Medizinal-Abteilung des Königl. Preuss. Kriegsministeriums. **Zweite** Auflage. Mit 1 Tafel. 1901. 3 M.

18. Heft. Kriegschirurgen und Feldärzte der ersten Hälfte des 19. Jahrhunderts (1795—1848). Von Stabsarzt Dr. Bock und Stabsarzt Dr. Hasenknopf. Mit einer Einleitung von Oberstabsarzt Prof. Dr. Albert Köhler. 1901. 14 M.

19. Heft. Ueber penetrierende Brustwunden und deren Behandlung. Von Stabsarzt Dr. Momburg. 1902. 2 M. 40 Pf.

20. Heft. Beobachtungen und Untersuchungen über die Ruhr (Dysenterie). Die Ruhrepidemie auf dem Truppenübungsplatz Döberitz im Jahre 1901 und die Ruhr im Ostasiatischen Expeditionskorps. Zusammengestellt in der Medizinal-Abteilung des Königl. Preuss. Kriegsministeriums. Mit zahlr. Textfiguren und 8 Tafeln. 1902. 10 M.

21. Heft. Bekämpfung des Typhus. Von Geh. Med.-Rat Prof. Dr. Robert Koch. 1903. 50 Pf.

22. Heft. Ueber Erkennung und Beurteilung von Herzkrankheiten. Vortrag aus der Sitzung des Wissenschaftl. Senats bei der Kaiser Wilhelms-Akademie für das militärärztliche Bildungswesen am 31. März 1903. 1903. 1 M. 20 Pf.

23. Heft. Kleinere Mitteilungen über Schussverletzungen. Aus den Verhandlungen des Wissenschaftlichen Senats der Kaiser Wilhelms-Akademie für das militärärztliche Bildungswesen vom 3. Juni 1903. 1903. 2 M.

24. Heft. Kriegschirurgen und Feldärzte in der Zeit von 1848 bis 1868. Von Oberstabsarzt a. D. Dr. Kimmle. 1904. 14 M.

Veröffentlichungen

aus dem Gebiete des

Militär-Sanitätswesens.

Herausgegeben

vom

Sanitäts-Departement

des

Preussischen Kriegsministeriums.

Heft 63.

Die Typhus–Epidemie
beim Eisenbahn–Regiment Nr. 3 in Hanau
1912/1913.

Zusammengestellt

vom

Sanitätsamt des XVIII. Armeekorps.

1919

Springer-Verlag Berlin Heidelberg GmbH

Die

Typhus-Epidemie beim Eisenbahn-Regiment Nr. 3 in Hanau 1912/1913.

Zusammengestellt

vom

Sanitätsamt des XVIII. Armeekorps.

1919

Springer-Verlag Berlin Heidelberg GmbH

ISBN 978-3-662-34921-2   ISBN 978-3-662-35255-7 (eBook)
DOI 10.1007/978-3-662-35255-7

Inhaltsverzeichnis.

I.

Allgemeiner Teil.

Von

Obergeneralarzt Dr. **Schmiedicke,**

ehemaligem Korpsarzt des XVIII. Armeekorps.

Eine Mitte Dezember 1912 eingegangene Meldung des Regimentsarztes Eisenbahn-Regiments Nr. 3 über gehäufte Erkrankungen mit grippeähnlichen Krankheitszeichen beim I. Bataillon veranlaßte die Entsendung eines Bakteriologen — Stabsarzt Dr. Rothe, damaliger Vorstand der bakteriologischen Abteilung der hygienisch-chemischen Untersuchungsstelle Frankfurt a. M. — zur Feststellung der Art der Infektionskrankheit. Bei seinem Eintreffen am 16. 12. 12 fand er bei mehreren Kranken deutliche Zeichen von Typhus, worauf ihn auch bereits die beteiligten Sanitätsoffiziere hinwiesen, so daß die bakteriologischen Untersuchungen hauptsächlich darauf gerichtet wurden. 24 Stunden später war die Typhusdiagnose klinisch gesichert, bakteriologisch auch insofern bestätigt, als der Erreger zweifellos der Typhusgruppe angehörte und am 18. 12. 12 war er als Eberth'scher Typhusbazillus erkannt. Durch die weiteren serologischen und bakteriologischen Untersuchungen von Kranken wurde die Typhus-Epidemie bestätigt.

Für die Infektionsquelle gab der bisherige Gesundheitszustand in der Garnison und in der bürgerlichen Bevölkerung keinen Anhalt. Das Regiment ist in der ganz neuen, hygienisch einwandfreien Kaserne untergebracht; in der Garnison war seit 1 Jahr kein Typhusfall vorgekommen, und aus der Zivilbevölkerung waren seit dem Juli 1912 keine Typhuserkrankungen bekannt geworden.

Die Beschränkung der Erkrankungen auf das I. Bataillon und hier wiederum ausschließlich auf die Pioniere wies darauf hin, daß die Infektionsquelle in einem Nahrungsmittel zu suchen sei, welches im wesentlichen nur von den Mannschaften, nicht aber von den Offizieren, Unteroffizieren und Einjährig-Freiwilligen genossen war.

So waren von vornherein auszuschalten das Trinkwasser und die in der Kantine käuflichen Eßwaren; auch die hier in rohem Zustand verkaufte Milch kam nicht in Frage, da solche von gleicher Herkunft und ebenfalls ungekocht in der Kantine des II. Bataillons feilgehalten wurde.

Am wahrscheinlichsten war eine Infektion durch Speisen, welche durch die Mannschaftsküche verausgabt war. Es konnte sich nur um Gerichte handeln, die erfahrungsgemäß leicht mit Typhus infiziert und nicht kurz vor der Verausgabung abgekocht werden.

Auf Grund militärärztlicher Erfahrungen (vergl. Typhusepidemie beim X. Armeekorps — Deutsche militärärztliche Zeitschrift Heft 22, 1909) wurde daher nachgeforscht, ob in der für die Infektion in Frage kommenden Zeit ein Kartoffelsalat verausgabt war.

Der am 18. 12. 12 vom Korpsarzt danach befragte Küchen-unteroffizier verneinte dies, am 19. 12. jedoch berichtigte er nach inzwischen erfolgter Durchsicht des Menagebuches die erste Meldung dahin, daß tatsächlich am 22. 11. den Mannschaften als Mittagskost ein Kartoffelsalat verabreicht wurde. Ein anderes Gericht konnte in der fraglichen Zeit nach Maßgabe des Menagebuches nicht in Frage kommen.

Es wurde nun dieser Spur weiter nachgegangen und ermittelt, daß für das Kartoffelgericht schon am 21. 11. nachmittags 2 Uhr die Kartoffeln mit der Schale gekocht und gleich darauf von dem Küchenpersonal geschält und geschnitten wurden. In diesem Zustand verblieben die Kartoffelscheiben in großen Holzbottichen mit leinenen Tüchern bedeckt in der erwärmten Küche über Nacht bis zum Vormittag des 22. 11. — also fast 20 Stunden — stehen, um erst kurz vor dem Genuß mit den Salatzutaten (Essig, Öl, Salz, Pfeffer, Zwiebel) vermischt zu werden. Dies entsprach allerdings nicht den gegebenen Bestimmungen. Im Jahre 1911 wurden im Armee-Verordnungsblatt (S. 34) die Truppen auf die sachgemäße Zubereitung des Kartoffel-salates hingewiesen und im April 1912 erschien der Nachtrag Nr. V der Fr. V. V., worin (Nr. 287) angeordnet wurde, daß die Kartoffeln erst am Tage der Verabreichung gekocht werden dürfen, da sie bei längerer Aufbewahrung infolge der Besiedelung mit Spaltpilzen giftig wirken können.

Bei dem Schälen und Zerschneiden der gekochten Kartoffeln am 21. 11. waren die zur Küche kommandierten Mannschaften und einige Kartoffelputzfrauen beschäftigt. Sie alle wurden alsbald einer genauen Untersuchung zur Feststellung etwaiger Typhusbazillenträger unterworfen.

Diese Feststellungen und Anordnungen erfolgten am 19. 12. 12 durch eine vom Korpsarzt nach Hanau zusammenberufene Kommission von Sanitätsoffizieren.

Am 23. 12. 12 wurde von Stabsarzt Dr. Rothe festgestellt, daß die am 21. 12. erhaltene Stuhlprobe einer bei dem Schälen und Zerschneiden der gekochten Kartoffeln am 21. 11. 1912 mitbeschäftigten Frau L., welche vor 12 Jahren Typhus durchgemacht hatte, Typhhusbazillen in auffallend großen Massen enthielt. Es sei gleich vorweggenommen, daß jede der nachfolgenden Untersuchungen des Stuhls immer Typhusbazillen, oft fast in Reinkultur enthielt. Es handelte sich also hier nicht um schubweise, sondern dauernde Ausscheidung. Widal war positiv (1 : 200). Diese Feststellung machte eine Uebertragung von Typhusbazillen auf die am 21. 11. 1912 zum Salat vorbereiteten gekochten Kartoffeln in hohem Grade wahrscheinlich und unter Berücksichtigung der zur Fortentwickelung von Typhusbazillen ganz besonders günstigen Verhältnisse — 20 stündiges Verweilen der gekochten Kartoffelscheiben bei genügender Feuchtigkeit in einem angewärmten Raum — war die Annahme wohl berechtigt, daß die Typhusepidemie auf den infizierten Kartoffelsalat des 22. 11. 12 zurückzuführen sei. Mit dieser Annahme stimmte auch die zeitliche Folge der Erkrankungen insofern überein, als die ersten Erkrankungen 7 Tage nach dem 22. 11. und der Hauptzugang nach 3 Wochen am 12. und 13. 12. 1912 erfolgte.

Daß der Hauptzugang im Lazarett erst in der Zeit vom 17.—20. 12. 1912 erfolgte, lag daran, daß ein großer Teil der Kranken bis zur Einrichtung des Lazaretts in der Kaserne verbleiben mußte.

Auf Grund der Ermittelung der Infektionsquelle ließen sich die Vorbeugungsmaßregeln gegen eine Verbreitung der Seuche bestimmen und es war auch der zeitliche Ablauf der Epidemie zu übersehen.

Dem Generalkommando konnte gemeldet werden, daß etwa Mitte April 1913 das I. Bataillon wieder verwendungsfähig sein würde und daß man mit einem Abgang von etwa 25 pCt. der Erkrankten (Tod und Dienstunbrauchbarkeit) werde rechnen müssen.

Verlauf der Epidemie.

Jede Typhusepidemie hat ihre Eigenart. Bei der Hanauer Epidemie war das Vorherrschen von Krankheitszeichen der oberen Luftwege und das frühzeitige Einsetzen von Lungenentzündung bei vielen Kranken auffallend. Es ist daher begreiflich, daß in einer bisher typhusfreien Garnison gehäufte Krankmeldungen wegen Halsschmerzen und Katarrh der Atmungswege im Winter den Verdacht auf Typhus zunächst durch die näherliegende Annahme einer Grippeepidemie zurückdrängten, und daß dieser Verdacht erst durch das Auftreten von Durchfällen und Roseolen geweckt wurde. Der nachträglich als erster

angenommene Krankheitsfall (Zugang am 29. 11. 12) endete am
14. 12. 12 tödlich unter den Zeichen der Pneumonie; die ausdrück-
liche Verweigerung der Sektion seitens der Anverwandten wurde berücksichtigt, und so konnte aus diesem Todesfall auf die Möglichkeit
einer Typhusepidemie kein Hinweis gewonnen werden. Sanitätspolizei-
liche Gründe hätten in diesem Fall den Wünschen der Anverwandten
vorgehen müssen. Irgend welche Folgen hatte übrigens diese Unter-
lassung der Sektion nicht; die Vorbeugungsmaßregeln waren zu jener
Zeit bereits in einer auch für Typhus zutreffenden Art angeordnet.

Gleich nach Feststellung der Typhusepidemie erfolgte die gesetzlich
vorgeschriebene Meldung an den Kreisarzt.

Der Umstand, daß die Erkrankungen hauptsächlich in der Zeit
zwischen 2 Dekadenrapporten auftraten, war der Grund, daß die vor-
geordneten Dienststellen erst durch den Rapport vom 11. 12. 12 und
die gleich darauf eingegangene Meldung auf die gehäuften Erkrankungen aufmerksam gemacht wurden.

Die Zugänge bis zum Erlöschen der Epidemie am 5. 1. 13 sind
aus der Kurve ersichtlich.

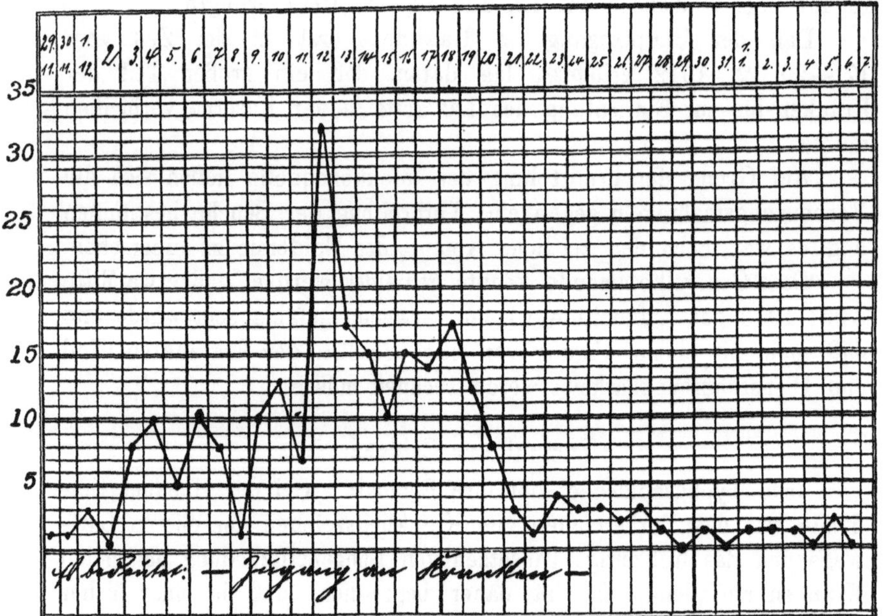

Hierbei ist noch zu bemerken, daß beim I. Bataillon in der Zeit vom
13. 11. bis 10. 12., also gerade in der „Inkubationszeit“, 68 Reservisten übten, von denen während der Übung zwei Leute an Typhus
erkrankten.

Den Kreisärzten der Orte, in welche die Reservisten entlassen waren, wurde Mitteilung von dem Ausbruch der Typhusepidemie gemacht. Es wurden ferner vom stellvertretenden Regimentsarzt — Stabsarzt Dr. Dreist — an alle Reservisten Fragebogen geschickt, um spätere Typhuserkrankungen zu ermitteln. 49 Reservisten beantworteten die Fragebogen. 34 gaben den Genuß von Kartoffelsalat zu. 25 Typhuserkrankungen sind bekannt geworden und 4 Todesfälle. Von den erkrankten 25 Reservisten gaben 18 den Genuß des Kartoffelsalats zu, 4 verneinten ihn; bei 3 Fällen war infolge Todes eine Ermittelung nicht mehr möglich.

Nach der Infektionsquelle und den Erkrankungen haben wir es mit einer geschlossenen Epidemie von explosionsartigem Charakter zu tun, wie sie bisher nach Art und Umfang noch nicht beschrieben worden ist. Für die klinischen Betrachtungen und sonstigen Beobachtungen ist diese Epidemie durch ihre Geschlossenheit besonders lehrreich.

Bis zum 5. 1. 1913 waren dem Lazarett als typhuskrank oder verdächtig zugegangen 238 Mann. 2 Mann kamen noch später in Zugang = 240 Lazarettkranke. Außerdem wurden noch 4 Keimträger ermittelt und 8 klinisch Gesunde mit positivem Widal. Gesamtsumme der als infiziert Ermittelten: 252, d. i. 41% der Kopfstärke von 605 Mann.

Gestorben sind von den Kranken 20 Mann = $7,9\%$. Als dienstunbrauchbar waren bis Ende Juli 1913 ermittelt:

Wegen Mittelohrerkrankungen	5	Mann
„ Lungentuberkulose	1	„
„ Folgezuständen nach Lungen- und Brustfellentzündung	8	„
„ Herzmuskelschwäche	4	„
„ Schlußunfähigkeit der zweizipfligen Herzklappe	1	„
„ typhöser Wirbelentzündung	1	„
„ Lähmung des linken Delta-, Kappen- und Sägemuskels	1	„
„ Muskelparese der linken Hand	1	„
„ Schwäche des rechten Armes nach Phlegmone	1	„
„ Folgezustände nach Venenthrombose am Bein .	2	„
Als Bazillenträger	1	„
Summe . . .	26	Mann
	= $10,8\%$.	

Abwehrmaßregeln.

Schon mehrere Tage vor der Typhusfeststellung wurde das als verseucht angesehene I. Bataillon von jedem Verkehr abgesperrt, und zur Vermeidung von Überanstrengung und Erkältungseinflüssen der Dienst für die gesund Gebliebenen auf das Mindestmaß eingeschränkt. Nach der Typhusfeststellung wurden die Absperrungsmaßregeln verschärft und auf das strengste überwacht. Die Unterbringung des Regiments in vier getrennten Mannschaftskasernen (siehe Lageplan) erleichterte die Durchführung der Maßregeln, und

Kaserne des Eisenbahn-Regiments Nr. 3.

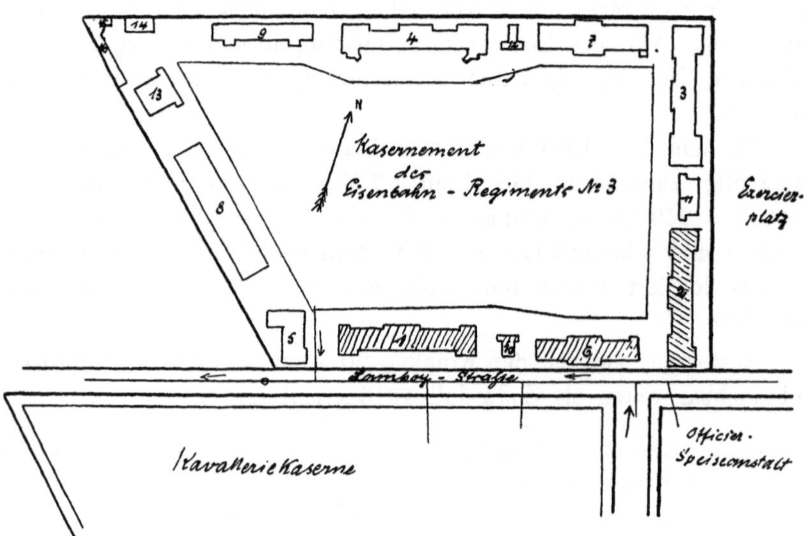

1—4 Mannschaftsgebäude 1—4 je 2 Kompagnien.
5 Stabsgebäude.
6 und 7 Wirtschaftsgebäude Nr. 1 und 2.
8 Exerzierhaus.
9 Kammergebäude.
10—12 Mannschaftslatrinen.
13 Offizierpferdestall.
14 Waffenmeisterei.
15 Feuerlöschgeräteraum.
16 Karrenschuppen.

——————— = Entwässerung. Schraffiert: I. Bataillon.

erlaubte die Einrichtung eines geschlossenen Hilfslazaretts in dem Hause 1, ohne Gefahr für die anderen Kasernenbewohner. Die im Stabsgebäude gelegene Kasernenkrankenstube war schon im Beginn der Massenerkrankungen für das erste Bataillon gesperrt, um jede Berührung mit dem II. Bataillon zu vermeiden.

Das Hilfslazarett wurde bestimmt für Typhusverdächtige aus der Truppe und Genesende aus dem Lazarett. Das Vorhandensein von Nachtlatrinen mit Spülklosetts und großen Waschräumen in jedem Stockwerke der Mannschaftsgebäude erleichterte wesentlich die fortlaufende Desinfektion von Kleidern, Wäsche und Ausscheidungen. Hiervon und von der Raumdesinfektion wird noch in einem besonderen Abschnitt die Rede sein.

Gleich nach dem Ausbruch der Typhusepidemie war auch die Frage der Schutzimpfung Gegenstand eingehender Erwägungen und Beratungen. Es handelte sich um den Schutz der bisher gesund gebliebenen Soldaten des Eisenbahn-Regiments, insbesondere des I. Bataillons und des gesamten sehr zahlreichen Pflegepersonals im Lazarett. In einer dafür zusammenberufenen Konferenz sprachen sich alle Sanitätsoffiziere gegen die Schutzimpfung aus und zwar aus folgenden Gründen:

1. Die Infektionsquelle war mit dem Kartoffelsalat am 22. 11. 12 im wesentlichen beseitigt. Kontaktinfektionen waren bei der strengen Durchführung der Desinfektionsmaßregeln nur in ganz geringem Umfang zu befürchten.

2. Die bisherigen Erfahrungen mit dem in Deutschland hergestellten Schutzstoff boten keine genügende Gewähr dafür, daß bei den bereits infizierten aber klinisch noch nicht kranken Personen durch eine Schutzimpfung ein leichterer Krankheitsverlauf erreicht, oder gar der Krankheitsausbruch vermieden werden könnte.

3. Es war zu befürchten, daß die der Schutzimpfung nach unseren damaligen Erfahrungen gewöhnlich unmittelbar folgenden Gesundheitsstörungen (negative Phase) für eine Kontaktinfektion empfänglicher machen könnten. Diese Gefahr lag besonders nahe bei dem Pflegepersonal; außerdem wären die unentbehrlichen Pfleger und Pflegerinnen längere Zeit nach der Impfung für den Krankendienst ausgefallen. Ergeben weitere Untersuchungen, daß durch Schutzimpfungen wirklich ein günstiger Einfluß auch auf bereits Infizierte ausgeübt wird, und daß ernstere Gesundheitsstörungen nicht zu befürchten sind, vor Allem auch nicht das Pflegepersonal längere Zeit dienstunfähig machen, dann wären solche Impfungen besonders bei Epidemien angezeigt, deren Ursache nicht ermittelt war und daher noch längere Zeit weiter fortwirkt.

Unterbringung im Lazarett und Lazarettdienst.

Das Lazarett wurde durch die innerhalb weniger Tage zuströmenden zahlreichen Typhuskranken vor große Aufgaben gestellt.

Das von der Stadt Hanau neuerbaute und am 1. 7. 1911 bezogene Lazarett ist für 102 Kranke eingerichtet. Am 17. 12. 12 war es mit 93 Kranken belegt; bis zum 26. 12. 12 stieg die Zahl auf 288, wovon 226 Typhuskranke waren. Weiterhin erfolgten nur noch vereinzelte Zugänge bis zum 5. 1. 1913. Zur Unterbringung so vieler und meist schwerer Kranker mußten alle nur irgend verfügbaren Räume benutzt werden; unter Zuhilfenahme von 2 aus Mainz überwiesenen und durch die Pioniere des Eisenbahn-Regiments im Lazarettgarten in kürzester Zeit aufgestellten Döcker'schen Baracken gelang es, alle Kranken rasch und zweckmäßig unterzubringen.

Mit Hilfe der Korpsintendantur und der Garnisonverwaltung erfolgte unverzüglich die Ausstattung der Krankenräume mit den nötigsten Geräten; durch Aushelfen der anderen Lazarette sowie durch Ankauf am Ort wurde der Bedarf an Gerät für die Pflege, Beköstigung und Desinfektion rasch gedeckt.

Am schwierigsten war die schnelle Beschaffung einer ausreichenden Menge von Mantelschürzen; für das zahlreiche Pflegepersonal waren rund 100 Stück erforderlich.

Zur Entlastung des Lazaretts waren die transportfähigen, nicht typhösen Lazarettkranken anderen Lazaretten des Korpsbereichs überwiesen und diese Unterbringung wurde auch für die Dauer der Epidemie angeordnet.

Für die an sonstigen Infektionskrankheiten zugehenden Kranken wurde die Aufnahme in Zivilkrankenhäusern der Garnison beantragt und von der Medizinal-Abteilung des Kriegsministeriums genehmigt.

Die Einrichtung einer bakteriologischen Untersuchungsstelle erfolgte in kürzester Zeit. Am 22. 12. 1912 konnte daselbst bereits gearbeitet werden. Ein großer Brutschrank wurde in dankenswerter Weise vom hygienischen Untersuchungsamt der Stadt Frankfurt a. M. leihweise zur Verfügung gestellt, bis ein bei der Medizinal-Abteilung des Kriegsministeriums beantragter Brutschrank von der Kaiser Wilhelms-Akademie eintraf. Die sonstige Ausstattung erfolgte durch Ankauf in Frankfurt a. M.

Zufolge Verfügung der Medizinal-Abteilung des Kriegsministeriums wurden ferner von der Kaiser Wilhelms-Akademie unter anderem alsbald Trockennährböden überwiesen, welche besonders gute Dienste leisteten, worüber später noch berichtet wird.

Für die Sicherstellung des Krankenpflegedienstes erhielt das Lazarett unerwartet dadurch eine sehr dankenswerte Unterstützung, daß von dem Diakonissenhaus und St. Vinzenz-Krankenhaus in Hanau gleich nach dem Bekanntwerden der Typhusepidemie Krankenschwestern angeboten wurden. Ebenso auch Helferinnen durch den Vaterländischen Frauenverein Hanau und Mainz. Dank diesem opferwilligen Entgegenkommen war gleich von vornherein eine sehr sorgfältige Pflege der zahlreichen Schwerkranken möglich, und durch die geschulten Krankenschwestern wurde auch die Heranbildung der von den Sanitätsschulen abkommandierten, noch wenig ausgebildeten Sanitätssoldaten zu dem besonderen Pflegedienst bei den Typhuskranken wesentlich erleichtert. Weiterhin wurde die Verpflegung der Kranken dadurch in sehr dankenswerter Weise unterstützt, daß die Gattin eines Sanitätsoffiziers und eines praktischen Arztes aus Hanau, später auch noch eine Helferin sich ganz in den Dienst des Lazaretts stellten. Die Damen haben sich große Verdienste um die Zubereitung der Krankenkost erworben, besonders auch durch Herstellung mannigfacher besonderer Speisen für schwer zu ernährende Kranke.

Im ganzen waren während der Epidemie an ärztlichem und Pflegepersonal tätig:

  1 Chefarzt,
  2 ordinierende Sanitätsoffiziere,
  1 leitender Sanitätsoffizier der bakteriologischen Abteilung,
  5 Hilfsärzte,
11 Sanitätsunteroffiziere,
32 Sanitätssoldaten,
  9 Militärkrankenwärter,
  2 Armeeschwestern,
27 Krankenschwestern,
  6 Helferinnen vom roten Kreuz.

Dazu kamen noch Unteroffiziere und Pioniere des I. Bataillons, welche zur Aufsicht und zum Arbeitsdienst sowie zur Herrichtung behelfsmäßiger Arbeiten dem Lazarett zur Verfügung gestellt wurden und sich sehr bewährten.

Dank der geräumigen Küchenanlage und ihrer reichhaltigen und praktischen Ausstattung konnte das Lazarett den ungewöhnlich großen und vielseitigen Anforderungen, wenn auch mit größter Anspannung aller Kräfte gerecht werden. Auf die große Hilfe, welche das Lazarett durch die beiden Damen im Küchenbetriebe hatte, ist schon hingewiesen.

Um den Typhuskranken die Milch schmackhafter zu machen, erhielten sie einen Teil als Joghurt-Milch, welche im Lazarett selbst täglich zubereitet wurde.

Zur Herstellung diente das käufliche Joghurt-Ferment von Dr. Klebs-München, Goethestr. 25, das in Fläschchen zu 2,50 M in den Apotheken erhältlich ist.

Mit diesem Ferment kann jederzeit Joghurt-Milch bereitet werden. Man bringt frische rohe Milch zum Kochen und dampft sie ungefähr um $1/_6$ ihrer Menge ein. (Also 3 l auf etwa $2^1/_2$ l). Erfahrungsgemäß erreicht man dieses Verhältnis annähernd, wenn man Milch bei nicht zu starkem Feuer etwa 10 Minuten lang in leichtem Wallen erhält. Die eingedampfte Milch wird bis auf ungefähr 50⁰ abgekühlt und in angewärmte Steinkruken von $1/_2$—1 l Inhalt geschüttet. Nun fügt man das Ferment hinzu und zwar je auf $1/_2$ l zwei gute Messerspitzen voll — gleich 1 Teelöffel —, rührt um und verschließt die Kruke sorgfältig mit angefeuchtetem Pergament-Papier. In diesem Zustande kommen die Kruken in eine sogenannte Kochkiste (einfache aber gut schließende, mit trockenem Sägemehl gefüllte Holzkiste) und bleiben darin 12 Stunden stehen. Dann nimmt man die Kruken heraus, stellt sie zum Abkühlen sofort in kaltes Wasser und bewahrt sie bis zur Abgabe in einem kühlen Raume auf (Keller, Eisschrank). Nach dem Erkalten ist die Joghurt-Milch zum Gebrauche fertig. Wird Joghurt täglich bereitet, so kann man dadurch an Ferment sparen, daß man von der wie oben bereiteten Joghurt-Milch etwas zurückbehält und auf je $1/_2$ l abgekochte, eingedampfte Milch einen Eßlöffel voll hinzufügt, dann nur noch eine Messerspitze voll Ferment beifügt und gut umrührt. Die so behandelte Milch braucht dann nur 4—5 Stunden in der Kochkiste zu stehen und kann wieder zum Weiterimpfen von neuer Milch nach dem oben beschriebenen Verfahren dienen. Damit die Milch jedoch nicht zu sauer wird (was an heißen und gewitterschwülen Tagen vorkommen kann), muß sie stets vor der Ausgabe gekostet werden. Zu sauer gewordene Joghurt-Milch kann man durch Vermischen mit abgekochter süßer Milch wieder genußfähig machen. Jedoch ist solche Joghurt-Milch zum Weiterimpfen ungeeignet. Von den Kranken wurde die Joghurt-Milch sehr gerne genommen. Leider gelang es damit nicht, Keimträger oder Dauerausscheider von Typhusbazillen zu befreien.

Übrig gebliebene Joghurt-Milch kann zu Saucen und Salaten Verwendung finden.

Nicht unerwähnt soll bleiben, daß gleich bei Ausbruch der Epidemie von der Verwaltung der Offenbacher Kaiser Friedrichsquelle dem Lazarett Hanau dieses Erfrischungsmittel in dankenswerter Weise kostenlos zur Verfügung gestellt wurde. 6876 Flaschen sind dem Lazarett geliefert worden, 9920 Flaschen dem Eisenbahn-Regiment Nr. 3.

Die Ausgabe des Essens für die Typhuskranken und für das Pflegepersonal erforderten wegen der Infektionsgefahr besondere Maßregeln. Der Chefarzt Oberstabsarzt Dr. Kuchendorf, Ulanen-Regiment Nr. 6, berichtet darüber:

Das Essen wurde in großen Speiseeimern von besonderem Personal (4 Militärkrankenwärtern, die lediglich mit dem Austragen von Speisen und Getränken zu tun hatten) von der Küche bis an die Eingänge der Stationen getragen, wo es von dem dazu bestimmten Personal der Stationen in Empfang genommen, in die bereit gehaltenen Gefäße der Stationen umgeschüttet und alsdann an die Kranken verteilt wurde. Sämtliches Geschirr, Bestecke, Gläser usw. mußten auf den Stationen — in den Waschräumen — gereinigt und desinfiziert werden (mit 5 proz. heißer Sodalösung); es verblieb auf den Stationen. Das Küchenpersonal war genau darüber instruiert worden, nichts von dem Geschirr der Stationen nach der Küche zu tragen und wurde darin streng überwacht. Das Betreten der Küche war dem gesamten Personal der Typhusstation verboten.

Die Essenausgabe an das Pflegepersonal fand immer eine halbe Stunde nach der für die Kranken statt und wurde ebenso wie die Essenausgabe für die Kranken stets von einem Unteroffizier überwacht. Nach jedem Essen, welches anfänglich in dem Schlafraum auf dem Boden, bald aber in einer der freigemachten, desinfizierten, als Speiseraum eingerichteten Döcker'schen Baracke stattfand, wurde das Pflegepersonal geschlossen zu einer besonderen Spülvorrichtung im Garten geführt, wo die Leute ihr Eßgeschirr mit heißem und kaltem Wasser gründlich spülen und reinigen mußten.

Auf reichliche und gute Ernährung des Pflegepersonals wurde großes Gewicht gelegt; es wurde daher für sie die nach F. S. O. zulässige Zulage von 25 Pf. täglich und die Beköstigungszulagen beantragt und genehmigt.

Die Speisung des zahlreichen Pflegepersonals aus der Lazarettküche erschwerte naturgemäß wegen der Rücksichten auf die Infektionsgefahr den Küchenbetrieb sehr. Die Einrichtung einer besonderen Küche für dieses Personal, z. B. unter Zuhilfenahme von Feldküchen, hätte Personal und Arbeit gespart und manche Schwierigkeit vermieden.

Von den ordinierenden Sanitätsoffizieren sind die Übelstände der gleichzeitigen Verpflegung von Kranken und Pflegepersonal aus einer Küche lebhaft empfunden worden, da hierdurch bei der großen Verantwortung für deren Gesunderhaltung besondere Vorsichtsmaßregeln auf den Krankenstationen zum Schutz des Pflegepersonals nötig waren.

Weitgehende Vorsichtsmaßregeln waren überhaupt erforderlich zum Schutze des Pflegepersonals vor Ansteckung. Der Chefarzt hatte einen streng geregelten Stubendienst eingeführt und einen besonderen Revierdienst für das Pflegepersonal eingerichtet. 2 mal wöchentlich fand Gesundheitsbesichtigung statt, und bei dieser Gelegenheit erfolgten immer wieder Belehrungen über die zu beobachtenden Vorsichtsmaßregeln gegen eine Ansteckung und Weiterverbreitung.

Jeder einzelne vom Pflegepersonal mußte über seinem waschbaren Drilchanzug auf der Krankenstation eine Mantelschürze tragen. Auf häufigen Wäschewechsel wurde gehalten.

Besondere Sorgfalt wurde den Desinfektionsmaßregeln zugewendet.

Vom 22. 12. 12 ab wurden vom Leiter der bakteriologischen Untersuchungsstelle (Stabsarzt Dr. Stühlinger) 2 Desinfektionskolonnen ausgebildet, bestehend aus einem Sanitätsunteroffizier und 4 Mann, welche die laufende Desinfektion und die Schlußdesinfektion ausführten und außerdem die Bedienung des Dampfdesinfektionsapparates besorgten. Darüber vergleiche den besonderen Bericht.

Die Ermittelung des Dauerausscheiders von Typhusbazillen als Infektionsquelle gab, wie auch früher in anderen Armeekorps (Gardekorps) den Anlaß, das gesamte Küchenpersonal in allen Garnisonen einer bakteriologischen und serologischen Untersuchung zu unterwerfen.

Etwa 950 Untersuchungen (bakteriologische und serologische zusammengerechnet) wurden zu diesem Zweck ausgeführt.

Um einen Überblick über die Zeitdauer solcher Untersuchungen zu gewinnen, sei erwähnt, daß von einer Untersuchungsstelle (Garnisonlazarett Mainz, Oberstabsarzt Baehr)

281 Widal-Untersuchungen in 34 Tagen und

237 bakteriologische Stuhl- und Urinuntersuchungen in 64 Tagen neben den sonstigen sehr umfangreichen laufenden Arbeiten erledigt werden konnten.

In einer Garnison wurden bei dem Kantinenpächter einmal Typhusbazillen im Stuhl gefunden, während Widal negativ war. Alle späteren sehr sorgfältig und an mehreren Stellen ausgeführten bakteriologischen Untersuchungen hatten ein negatives Ergebnis. Er wurde daher nach genügend langer Beobachtungszeit und unter bestimmten Vorsichtsmaßregeln wieder für den Kantinenbetrieb zugelassen.

Dagegen mußte die bei einem Bataillon derselben Garnison beschäftigte Kochfrau, bei welcher neben positivem Widal ständig Typhusbazillen im Stuhlgang gefunden wurden, sofort entlassen werden.

Es ist begreiflich, daß über die umfangreiche Epidemie von den Tageszeitungen ausgiebig berichtet wurde. Es geschah aber leider ohne vorherige Anfrage an berufener Stelle und daher meist ohne genügende Sachkenntnis. So hat z. B. keine Zeitung den Weg zum Sanitätsamt gefunden, um sich dort zu erkundigen. Infolgedessen wurden falsche und verwirrende Berichte veröffentlicht. Trotzdem z. B. bereits am 18. 12., also noch vor der bakteriologischen Typhusfeststellung eine Hanauer Zeitung vom Garnisonkommando über Art und Umfang der Erkrankungen Mitteilung erhielt und wiedergab, konnte man noch 14 Tage später in einer Frankfurter Zeitung den Vorwurf lesen, daß man fast einen Monat lang die Krankheit geheim gehalten habe. Auf Veranlassung des Sanitätsamtes wurde dieser Vorwurf dann zurückgenommen. Am 23. 12. war die Infektionsquelle ermittelt, gleich darauf am 2. Weihnachtsfeiertag erhielten 4 Frankfurter Tageszeitungen vom Sanitätsamt den nachfolgenden Bericht über die Ursache der Epidemie:

Seit dem 29. November erkrankten erst vereinzelt, später in gehäufter Anzahl, Mannschaften unter den Erscheinungen von Grippe. Mitte Dezember traten auch Durchfälle auf, die den Verdacht auf eine typhöse Erkrankung lenkten. Es wurden sofort alle für eine etwaige Typhusepidemie erforderlichen Maßregeln getroffen, und am 19. d. Mts. war auch durch die Untersuchungsstelle des hiesigen Garnisonlazaretts bakteriologisch echter Typhus festgestellt. Die gleichzeitig von den beteiligten Sanitätsoffizieren ausgesprochene Vermutung, daß der Ursprung der Erkrankung in Nahrungsmitteln zu suchen sei, die die Mannschaften des betreffenden Bataillons in der zweiten Hälfte des November genossen hatten, gab den Anlaß dazu, sofort alle Personen, die damals in der Küche beschäftigt waren und mit der Zubereitung der Speisen irgendwie zu tun hatten, gründlich zu untersuchen. Diese Untersuchungen führten am 23. d. Mts. zu dem Ergebnis, daß sich unter den Personen, die bei der Bereitung eines am 22. November den Mannschaften als Mittagskost verabfolgten Kartoffelsalats — nämlich beim Schälen und Zerschneiden der gekochten Kartoffeln — beschäftigt waren, eine befand, die vor vielen Jahren Typhus überstanden hat, und ohne irgendwie sich krank zu fühlen, noch jetzt Typhusbazillen ausscheidet. (Sogenannter Typhusbazillenträger). Dieses Vorkommen ist in Fachkreisen ganz bekannt und hat schon mehrfach Anlaß zu Typhuserkrankungen, z. B. durch Milch, gegeben. Es handelt sich also in Hanau um Typhuserkrankungen durch Nahrungsmittel, die durch einen unglücklichen Zufall mit Typhuskeimen infiziert worden sind. Die Erkrankungen sind auf den Seuchenherd beschränkt geblieben, von den anderen Truppenteilen der Garnison Hanau ist bis jetzt kein Mann erkrankt. Der bisherige Krankheitsverlauf unterscheidet sich nicht von dem sonst bei anderen Typhusepidemien beobachteten.

Somit hoffte man alle weiteren Versuche abzuschneiden, die Krankheitsursache auf grobe Verschuldungen, z. B. Vernachlässigung im Küchenbetrieb und ähnliche zurückzuführen; bei einem großen Teil der Hanauer Bevölkerung blieb aber trotzdem dieser Verdacht bestehen, wie er ja auch in der Anfrage des Abgeordneten Hoch (Hanau) im Reichstag am 10. 1. 13 und auch bei der Etatsberatung zum Ausdruck kam.

Solche Erfahrungen sind nicht unwichtig; in ähnlichen Fällen wird es sich empfehlen, falschen Berichten dadurch vorzubeugen, daß der Leitung einer führenden Zeitung sofort von amtlicher Stelle aus die Mitwirkung bei der Berichterstattung angeboten wird. Die Organisation der militärischen Behörden ist in den meisten Zeitungen zu wenig bekannt, als daß sie bei dem begreiflichen Interesse eines schnellen Nachrichtendienstes vorher noch den Weg zu der maßgebenden Stelle fänden. Ganz anders, wenn sich ihnen diese Stelle anbietet.

Unser Volk hat ein Recht auf richtige Nachrichten über derartige Unglücksfälle in der Armee und über die dagegen getroffenen Maßregeln. Die militärischen Dienststellen hatten wahrlich nichts zu verbergen, weder in Bezug auf die Ursache und Entwicklung der Epidemie noch bezüglich der zu ihrer Bekämpfung getroffenen Maßnahmen.

Diese wurden rechtzeitig und mit Umsicht und Strenge durchgeführt und hatten den besten Erfolg, indem es gelungen ist, die Krankheit auf den zuerst befallenen Truppenteil zu beschränken und jede Verschleppung auf andere Truppenteile des Standortes und die Bevölkerung zu verhindern.

Man könnte es noch nachträglich bedauern, daß nicht der Leitung einer führenden Zeitung Gelegenheit gegeben wurde, die ganze Organisation dieser Seuchenbekämpfung an Ort und Stelle zu besichtigen und zu verfolgen. Ein Bericht darüber würde manche falsche Vorstellung beseitigt und der Allgemeinheit auch im Ausland einen richtigen Begriff von der Leistungsfähigeit unseres Heeres-Sanitätsdienstes gegeben haben.

II.

Die Tätigkeit der bakteriologischen Station.

Von

Stabsarzt Dr. **Stühlinger**,
Inf.-Regt. Nr. 168.

Dank der großen Fortschritte unserer Kasernengesundheitspflege und der eingehenden Kenntnis über Wesen und Verbreitungswege unserer Heeresseuchen sind Typhusepidemien vom Umfange der unserigen in der Armee eine große Seltenheit. Nur der Verkettung vielfacher, an anderer Stelle erörterter, unglücklicher Zufälle ist es zuzuschreiben, daß wir hier einer Kasernenepidemie gegenüberstanden, wie sie in der Geschichte unserer neueren hygienisch-bakteriologischen Zeit nur vereinzelt oder gar einzig zu verzeichnen ist. So bedauerlich in ihrem Umfange und ihrem Ausgange diese explosive Epidemie auch gewesen ist, für die dort tätigen Sanitätsoffiziere bot sie eine Fülle von Anregung zur organisatorischen Betätigung auf allen Gebieten der modernen Seuchenbekämpfung und Krankenbehandlung.

Am Vormittag des 20. 12. 1912 traf ich zur Errichtung einer bakteriologischen Abteilung im Garnisonlazarett Hanau ein. Nachdem ich mich an diesem Tage über den Umfang der Epidemie wegen der danach zu bemessenden Arbeitsleistung orientiert, wurden die zu Laboratoriumszwecken geeigneten Räume ausgesucht und die notwendigen Installationsarbeiten ausgeführt. Am Nachmittag desselben Tages wurde in Frankfurt bei der Filiale der Firma F. & M. Lautenschläger die erforderliche Laboratoriumsausrüstung angekauft. Einen Brutschrank stellte das hygienische Institut der Stadt Frankfurt a. M. bis zur Ankunft eines durch Verfügung des Kriegsministeriums (M. A.) von der Kaiser Wilhelms-Akademie überwiesenen Schrankes leihweise zur Verfügung; die Vervollständigung der Bestände an Kulturschalen erfolgte später durch Überweisungen seitens der Kaiser Wilhelms-Akademie. Am 21. 12. 1912 trafen Brutschrank und Apparate im Lazarett Hanau ein, sie wurden sofort an die inzwischen fertig gestellte Gasleitung angeschlossen und am Morgen des 22. 12. 1912 war die Station soweit betriebsfähig, daß mit den bakteriologischen Untersuchungen begonnen werden konnte, zumal seitens der bakteriologischen Stationen Frankfurt a. M. und Mainz, sowie vom hygienischen Institut der Stadt Frankfurt a. M. fertige Nährboden für den ersten Bedarf bereitgestellt waren. Zur Unterstützung wurde mir später als Assistenzarzt Graf Haller von Hallerstein vom 81. Inf.-Regiment beigegeben. Die unteren Laboratoriumsarbeiten wurden von 2 und später 3 Sanitätssoldaten sowie kommandierten Pionieren unter Aufsicht eines im bakteriologischem Laboratoriumsbetrieb bewanderten Sanitätsunteroffiziers verrichtet.

Soll eine bakteriologische Station in Zeiten einer explosiven Epidemie ihrer Aufgabe ohne Zersplitterung ihrer Kräfte erfüllen, so ist erster Grundsatz die Aufstellung eines genauen Arbeitsplanes, womöglich in Verabredung mit den ordinierenden Sanitätsoffizieren der Stationen. Die Stationen müssen wissen, was sie von der bakteriologischen Station geleistet bekommen können und danach müssen sie die Einlieferung des Materials nach Umfang und Zahl der zu untersuchenden Proben bemessen. Jedes Eingehen auf Spezialwünsche der behandelnden Ärzte in bakteriologischen Untersuchungen muß in Epidemiezeiten wegfallen, jedes Abweichen von dem für gut und durchführbar befundenen einheitlichen Bekämpfungsplan der Epidemie ist von Übel, denn die Aufgabe einer ad hoc eingerichteten bakteriologischen Station ist doch in aller erster Linie die schnelle und die vollständige, zielbewußte Eindämmung der Epidemie.

Da in Zeiten einer so ausgedehnten Epidemie, ganz besonders aber bei Typhus, mit seinen anfangs so sehr variabelen klinischen Erscheinungen, fast jede innere Erkrankung zuerst einmal unter die Typhuslupe genommen wird, so ist es begreiflich, daß auch nicht typhöse Erkrankungen als solche vorerst in Zugang kommen. Die Hauptaufgabe einer Epidemiestation ist deshalb die bakteriologische Klärung von zweifelhaften Fällen.

Die zweite Aufgabe ist die Entlastung des in Epidemiezeiten wohl stets, im vorliegenden Falle bei der enormen Zuflut von schwerkranken Leuten, ganz besonders überlegten Krankenhauses und des hierdurch überanstrengten Personals. Bei Überlegung eines Lazaretts werden die Kranken wohl allgemein in einem geeigneten Kasernengebäude, das dann als Hilfslazarett dient, untergebracht. Trotz aller Vorsichtsmaßregeln ist eine Absonderung hier keinesfalls so gewährleistet wie in einem abgeschlossenen Lazarett. Man baut deshalb zweckmäßig vor und entläßt in ein Hilfslazarett nur solche Rekonvaleszenten, — um solche wird es sich ja in erster Linie handeln, — welche möglichst keine Typhusbazillen mehr ausscheiden. Die Station bestand deshalb darauf, daß nur solche Genesende ins Hilfslazarett entlassen wurden, bei denen wenigstens der negative Ausfall einer Stuhl- und Urinuntersuchung einigermaßen Gewähr dafür bot, daß nicht allzuviel Infektionsstoff in die Kaserne wieder zurückbefördert wurde. Ich gebe der Erwägung anheim, ob nicht dieser vorbeugenden Maßregel es mit zuzuschreiben ist, daß von dem doch durchweg aus Unteroffizieren und Mannschaften der Truppe bestehenden Pflegepersonal des Hilfslazaretts sich keiner infizierte; als Stütze hierfür bemerke ich noch, daß von den mehr als 200 dem Hilfslazarett überwiesenen Genesenden auch bei den späteren Schlußuntersuchungen Typhusbazillen nicht nachgewiesen wurden. Was Bazillen beherbergte, blieb eben im Lazarett.

Als weitere wichtigste Aufgabe der Station ist die Vornahme der Schlußuntersuchungen der Genesenden zur Feststellung ihrer bakteriologischen Gesundung vor der Entlassung anzuführen. Nebenher haben dann die Umgebungsuntersuchungen auf Keimträger als gleich wichtiger Zweig der Stationstätigkeit in umfangreichster Weise stattzufinden. Wenn ich als weitere Aufgaben einer bakteriologischen Epidemie-Station die Überwachung der Desinfektion erwähne und auf die Nachprüfung mehrerer von der Kaiser Wilhelms-Akademie überwiesener Trockennährböden hinweise, so ist der Arbeitsplan, wie ihn sich die Station bei ihrer Errichtung vorgelegt hat, erschöpft.

Bezüglich der Infektionsquelle und der angestellten Überlegungen, welche zu ihrer Ermittlung durch Stabsarzt Dr. Rothe führten, kann ich auf den ersten Teil dieser Abhandlung verweisen. Hervorheben möchte ich nochmals, daß der kurz zuvor erfolgte Zusatz von verdünntem Essig, Öl, Salz und zerstückeltem Hering zu den typhusdurchwachsenen Kartoffeln, welcher in einem großen Kochkessel erfolgte, eine Abtötung oder auch Schädigung der massenhaft vorhandenen Typhusbazillen nicht zustande bringen konnte; die am 22. 11. 1912 zum Essen angetretenen 492 Menageteilnehmer verzehrten den äußerlich durch nichts auffallenden und zuvor auch nicht etwa nochmals aufgekochten Typhussalat.

Daß Öl und Essig in den zu Genußzwecken verwendeten Verdünnungen den Typhusbazillus im Kartoffelsalat — selbst in grünem Salat, also einem schlechten Nährboden — nicht abtötet, ja ihn kaum schädigt, ist für den Bakteriologen und Epidemiologen eine unumstößliche Tatsache. Um aber auch für den vorliegenden Fall den Beweis zu erbringen, hat Stabsarzt Dr. Rothe, wie er mir mitteilte, gekochte Kartoffeln mit Typhusbazillen versetzt und dann in gleicher Weise wie bei dem berüchtigten Salat in der Kaserne diese Kartoffeln zu Salat verarbeitet. Der Salat erwies sich bei der bakteriologischen Untersuchung als von lebenden Typhusbazillen buchstäblich „durchwachsen". Um der ursprünglichen Zubereitung des Kasernenkartoffelsalats noch näher zu kommen, machte ich später noch folgenden Versuch: Von dem mir zur Untersuchung übergebenen Stuhl der bewußten Kartoffelschälfrau brachte ich winzige Mengen (ca. 3 Normal-Ösen) an meine mit einem Handschuh bekleideten Finger und schnitt die geschälten Kartoffeln in Scheiben. Die so vorbereiteten Kartoffeln ließ ich dann 20 Stunden im geheizten Zimmer in einem gedeckten Gefäß stehen; nach Ablauf dieser Zeit setzte ich in der üblichen Weise und Menge das Öl, Essig, Wasser und Salzgemisch zu, rührte um und gab noch nachträglich eine entsprechende Menge eines zerhackten Herings bei. Nach 2 Stunden kratzte ich von einigen Kartoffelscheiben 3 Ösen des öligen Überzugs ab und verarbeitete sie auf Endoplatten. Das Resultat war überraschend. Die Platten, von denen ich noch eine konserviert aufbewahre, zeigten am nächsten Tage Typhusbazillen in einer Menge, wie sie auch auf den als Kontrollserie angelegten mit 3 Ösen der Originalstuhlaufschwemmung beschickten Platten gewachsen waren. Ich hatte anfangs zum mindesten starke Beimengung von Saprophyten, Kartoffelbazillen usw. auf den Platten erwartet; das war aber nicht der Fall, zu mehr als $^3/_4$ aller Kolonien der gut bewachsenen Platte (etwa 200 Kolonien insgesamt) bestanden aus Typhusbazillen. Ich erkläre mir den auffallend stark positiven Befund so, daß erstens durch das vorherige Kochen und Schälen die Kartoffeln von Begleitkeimen befreit und zweitens in dem Stuhl der Kartoffelschälfrau L. fast Reinkultur von Typhuskeimen enthalten waren; eine Überwucherung konnte also schwer stattfinden. Leider gelang es mir nicht, aus den verwendeten Holzbottichen, trotz vieler Versuche mit Anreicherungsflüssigkeiten, Typhuskeime zu isolieren und dadurch den schlagendsten Beweis für die Ursache der Epidemie zu erbringen. Die Bottiche kamen aber erst einen Monat später als sie der Aufnahme des in Rede stehenden Salats gedient hatten, in meine Hände; inzwischen waren sie täglich benutzt und auch häufig angeblich mit kochendem Sodawasser ausgespült worden, eine hinreichende Erklärung für den negativen Untersuchungsbefund.

Bei einer solch örtlichen beschränkten Epidemie bot die Entnahme und der Transport des infektiösen Materials nur geringe Schwierigkeit. Anfangs wurden zur Aufnahme des Stuhles die von der Firma Lautenschläger hergestellten Stuhlversandgefäße benützt; sehr bald aber ging ich infolge des Bruches beim Sterilisieren der auffallend dünnen dabei recht teuren Glasgefäße zu Steingutkruken von etwa

30 ccm Inhalt über, welche mit einem Kork verschlossen wurden. Diese sind sehr haltbar bei der Sterilisation, vertragen schon einen starken Stoß und lassen sich infolge der weiten Öffnung sehr gut reinigen. Transportiert wurden sie in einem Holzkistchen, welches in zahlreiche Fächer zur Aufnahme der Gefäße eingeteilt war. Für den Urin wurden größtenteils bei Entnahme in der Kaserne und im Hilfslazarett die Lautenschläger'schen Gläschen benützt, für die aus dem Lazarett selbst stammenden Urinproben genügten durchweg sterile Reagiergläser mit Wattestopfen. Um sicher zu gehen, daß das Untersuchungsmaterial einesteils nicht von am Steckbecken haftenden Desinfizientien beeinträchtigt, andernteils auch Reste von früheren Entleerungen in dem zur Probeentnahme vorgesehenen Becken hafteten, wurde der zur Untersuchung zu entnehmende Stuhl auf einen Pappteller entleert. Von einem Unteroffizier wurde dann eine etwa haselnußgroße Menge mit einem Holzspatelchen oder mit einem Löffelchen in das Gefäß gefüllt, dasselbe bezeichnet und Pappteller und Entnahmeholz sogleich vernichtet.

Bei den Umgebungsuntersuchungen in der Kaserne traten die Mannschaften an den zur Entnahme vorbestimmten Tagen in Gruppen bis zu 40 an und entleerten ihren Stuhl ebenfalls auf signierte Pappteller. Zuvor hatte jeder in das Transportgefäß eine geringe Menge Urin zu lassen, hierzu wurde dann von einem Unteroffizier die haselnußgroße Menge des Stuhles von dem Pappteller in das zuvor bezeichnete Gefäß befördert. Die Entnahme fand für die gesunden Leute in einem Schuppen nächst der Kaserne statt, wo sie geschlossen hin- und dann auch zurückgeführt wurden. In der Feuerung einer nebenstehenden Lokomotive wurden dann die Pappteller sofort verbrannt. Auf gründliche Reinigung und Desinfektion der Hände der Mannschaften wurde besonders geachtet.

Die Gesamtzahl der vorgenommenen bakteriologischen und serologischen Typhusuntersuchungen, welche sich bis in den Juni hinein zogen, beträgt für die Angehörigen des von der Epidemie heimgesuchten I. Bataillons Eisenbahn-Regiments Nr. 3

— 4232 —

von denen etwa 150 Untersuchungen außerhalb, in den bakteriolologischen Stationen beim Garnisonlazarett Frankfurt a. M., Mainz und Darmstadt ausgeführt wurden. Für Pflege-, Küchen und Kantinenpersonal kommen dazu noch 384 Untersuchungen. Dies ergibt insgesamt

— 4616 —

Typhusuntersuchungen.

2*

Nebenbei wurden noch 35 Untersuchungen auf andere Krankheitserreger wie Diphtherie, Pneumokokken, Influenzabazillen und Streptokokken vorgenommen.

Die 4232 Untersuchungen betreffen 585 Mitglieder des I. Bataillons,
von denen 271 erkrankt bezw. typhusverdächtig waren und 314
klinisch gesund blieben. Sämtliche Erkrankte und Verdächtige wurden
zur Zeit der Genesung mindestens einer viermaligen Stuhl- und Urinuntersuchung unterworfen und zwar in der Weise, daß 10 Tage nach
der Entfieberung die erste Untersuchung vorgenommen wurde und in
der vierten Woche die letzte. Zwischen diese beiden Untersuchungen
waren dann noch zwei Untersuchungen eingeschoben und zwar in
einem Zwischenraum von etwa 3 bis 4 Tagen. Diese bis in die
vierte Entfieberungswoche fortgesetzte Untersuchung entsprang einer
vielfach gemachten Erfahrung, daß nach längerem Aussetzen der
Bazillenausscheidung diese in der vierten Woche wieder einsetzt, und
diese Leute dann meist Dauerausscheider bleiben. Ist die Schlußuntersuchung nun vorher abgeschlossen, so entgehen diese Leute der
weiteren Aufsicht, um sich dann aber bald wieder durch neu gesetzte
Infektionen sehr unliebsam bemerkbar zu machen. Die Höchstzahl
der auf eine Person entfallenen Untersuchungen beträgt 24. Nachgewiesen wurden Typhuserreger im ganzen 95 mal der 3742 zur
Untersuchung auf Typhusbazillen der Station übermittelten Proben,
bestehend in Stuhl, Urin, Ohreiter, Pleuraflüssigkeit, Abszeßeiter,
Blut und Reizserum von Roseolen. Dies ergibt einen Prozentsatz
von $2\frac{1}{2}\,\%$ positiver Befunde, ein Ergebnis, wie es dem Durchschnitt nach auch den Erfahrungen bei Epidemien im Gebiete der
planmäßigen Typhusbekämpfung im Südwesten des Reiches entspricht,
und wenn man in Betracht zieht, daß auch sämtliche Gesundgebliebenen mindestens 2 mal auf Typhuskeime untersucht wurden und alle
Kranken und Verdächtige durchweg mindestens 4 mal mit negativem
Ergebnis untersucht sein mußten, ehe sie aus der Beobachtung ausschieden.

Die 95 positiven Bazillenbefunde wurden gewonnen:

Aus Roseolen	5	mal,
„ Blutzüchtung	9	„
„ Urin	12	„
„ eitrigem Erguß in die Brusthöhle	5	„
„ einem Eiterherd am Hoden	1	„
„ Stuhl	63	„ .

Diese 95 positiven Ergebnisse bei 271 Erkrankten, Verdächtigen
und Keimträgern mögen auf den ersten Blick ungünstig erscheinen.

Die Station sah aber von vornherein ihre erste und wichtigste Aufgabe darin, die lodernde Epidemie einzudämmen und unsichere
Fälle aufzuklären, möglichst bald gefährliche Bazillenträger heraus-
zufinden und unschädlich zu machen, das Lazarett zu entlasten und
die Schlußuntersuchungen baldigst vorzunehmen, um die Truppe auch
wieder so frühzeitig, wie es ohne Gefahr möglich war, verwendungsfähig zu machen. Deshalb interessierten die Station, um freie Hand
für die oben genannte Arbeiten zu bekommen, frische, typisch klinische
Typhen, wo es besonders leicht war, Bazillen nachzuweisen und damit die Zahl der positiven Befunde zu erhöhen, ganz und gar nicht.
Diese Leute schieden bis zur Schlußuntersuchung aus. Es sind deshalb die 75 positiven Resultate in Stuhl und Urin fast durchweg
Befunde, welche bei Klärung der Krankheitsart und bei den
Schlußuntersuchungen erhoben wurden.

Dauerausscheider, d. h. Leute, welche 10 Wochen nach Beginn
der Erkrankung noch Bazillen nachweislich beherbergten, wurden 3
ermittelt, von diesen sind 2 bis Anfang Juni — ($5^1/_2$ Monat nach
Krankheitsbeginn) — Bazillenträger geblieben und standen zu dieser
Zeit noch in Beobachtung. Der eine wurde von mir nach dem
Fornet'schen Immunisierungs-Verfahren im Garnisonlazarett Gießen
ohne Dauererfolg behandelt. Der Prozentsatz von Dauerausscheidern
beträgt demnach 1,1 %, eine Verhältniszahl, welche mit den viel-
fachen Erfahrungen in dieser Beziehung für männliche Personen über-
einstimmt, während weibliche typhuskranke Personen bis zu 4 %
zu Dauerausscheidern werden. Bei den Umgebungsuntersuchungen wurden
4 Soldaten ermittelt, welche vorübergehend Typhusbazillen im Stuhl
ausschieden; bemerkenswert ist hierbei, daß nur einer davon eine
positive Widal'sche Reaktion bis $^1/_{50}$ aufwies und jeder einzelne
auch nur das allergeringste Unwohlsein ableugnete.

Die Untersuchung des Blutserums mittels der Gruber-Widal'schen
Reaktion wurde 490 mal ausgeführt und zeigte 158 mal ein positives
Resultat. Blutproben zur Widal'schen Reaktion wurden entnommen
von 168 Kranken, Krankheitsverdächtigen und Keimträgern und
von 231 Gesunden.

Das angewandte Züchtungsverfahren entsprach im wesentlichen
der in bakteriologischen Laboratorien jetzt geübten Form.

Als Nährboden kamen der Milchzucker — Lakmusagar nach
v. Drigalski, der Endo'sche Milchzucker — Fuchsinagar und der
Lentz-Tietz'sche Malachitgrünagar in einer Anordnung zur Verwendung, daß von jeder Stuhlprobe mindestens eine Platte eines jeden
dieser 3 Nährböden angelegt wurde.

Als Vorkultur diente eine Petrischale mit Malachitgrünagar, als erste Verdünnung eine Drigalskiplatte von 20 cm Durchmesser, als zweite und dritte Verdünnung schlossen sich dann in der Regel zwei gleichgroße Kulturschalen mit Endoagar an. Die Herstellung der Nährböden erfolgte nach den Originalvorschriften, wie sie in einem Aufsatz von Oberarzt Klinger „Über neuere Methoden zum Nachweis des Typhusbazillus in den Darmentleerungen", Arbeiten aus dem Kaiserlichen Gesundheitsamt Band XXIV, Heft 1, niedergelegt sind. Nebenbei wurden Versuche über die Verwendung einiger von der bakteriologischen Abteilung des Medizinischen Untersuchungsamtes bei der Kaiser Wilhelms-Akademie überwiesener Trockennährböden angestellt, auf welche ich noch weiter unten zurückkomme.

Von den Stuhlproben wurden in der üblichen Weise Oberflächenausstriche angelegt; die nach 20 stündiger Bebrütung verdächtig erscheinenden Kolonien wurden einer orientierenden Agglutination mit $^1/_{100}$ Verdünnung eines von der Kaiser Wilhelms-Akademie bezogenen Testserums vom Titer 10000 unterworfen; trat unzweifelhafte Agglutination ein, wurde der Mann, sofern es sich um einen klinisch gesunden handelte, als typhusverdächtig isoliert; die Entscheidung positiven Bazillenbefunds wurde ausgesprochen, wenn die gezüchtete Reinkultur alle erforderlichen morphologischen und kulturellen Eigenschaften auf den üblichen Testnährböden zeigte und durch ein hochwertiges Testserum mindestens bis zu $^3/_4$ der Titergrenze agglutiniert wurde.

Schon bei Anstellung der ersten Widal'schen Reaktionen fiel auf, daß die Mitagglutination von Paratyphus durch das Krankenserum fast völlig fehlte; selbst bei einem Titer des Krankenserums bis 1200 für Typhus wurde das Bacterium paratyphi kaum bis $^1/_{50}$ mitagglutiniert. Da bei einer großen Anzahl weiterer Widal'scher Reaktionen das ausnahmsweise Verhalten anhielt, setzte ich, da ja auch der Erreger der Epidemie einwandfrei feststand, die Blutproben in der Folgezeit auch aus Zeitersparnisgründen bei der starken Inanspruchnahme der Station nur mit Typhuskultur an. Die Methodik der Ausführung der Serumreaktion war die übliche. Es wurde öfters mit den Typhusstämmen gewechselt, um die nachgewiesene leichtere Agglutinabilität häufig umgezüchteter Stämme auszuschalten. Begonnen wurde mit einer Verdünnung von $^1/_{50}$, eine Austitrierung fand nur ausnahmsweise statt. Positiv wurde eine Reaktion bezeichnet, wenn in einer Verdünnnng von $^1/_{100}$ nach 2 stündigem Verweilen im Brutschrank oder bei 12 Stunden in Zimmertemperatur sich makroskopisch oder höchstens mit Lupenvergrößerung deutliche Zusammen-

ballung zeigte. Bei Umgebungsuntersuchungen, wo es darauf an-
kommt, durch den Widal einen Hinweis auf eventl. Bazillenträger zu
erhalten, ist zwar vielfach empfohlen, die Grenze der Verdünnung
möglichst niedrig ($^1/_{20}$) zu nehmen. Meiner Erfahrung nach ist der
Widal in solch niedriger Verdünnung auch als Hinweis für Bazillenträger nicht zu verwerten; denn das Agglutinationsphänomen mit
solch niedrigen Serumverdünnungen beweist garnichts; in solchen
Verdünnungen ist die sonst schätzenswerte Reaktion keineswegs
mehr spezifisch.

Ja selbst höhere Verdünnungen des Serums können, wie neuere
Beobachtungen lehren, einen positiven Widal vortäuschen, so kann
eine vohergegangene Salvarsaninjektion das Blutserum eines Indi-
viduums, welches nie unter der Einwirkung des Typhusbazillus ge-
standen hat, nach der Widal-positiven Richtung so beeinflussen, daß
Reaktionen mit Verdünnungen bis $^1/_{100}$ positiv ausfallen. Nach dieser
Richtung hin angestellte Versuche sind im Gange. Jedenfalls trägt
auch diese Beobachtung dazu bei, daß bei der Bewertung der Widal'-
schen Reaktion diese Fälle genügend berücksichtigt werden. Was
die von mir unter Gesunden aufgefundenen 4 Bazillenträger anbetrifft,
so wurden diese ermittelt, bevor die Widal'sche Reaktion angestellt
war. Der Wissenschaft halber setzte ich nachträglich von diesen
Leuten den Widal an, und es zeigte sich, daß nur in einem Falle
die Widal'sche Reaktion $^1/_{50}$ eben angedeutet war, bei den 3 übrigen
Seren war nicht einmal in einer Verdünnung von $^1/_{20}$ eine Beein-
flussung zu konstatieren. Im Blute der klinisch gesunden Bazillenträger sind eben spezifische Agglutinine in der Regel überhaupt
nicht nachzuweisen und dies ist ganz besonders zu beachten bei
Untersuchungen des Küchen- und Kantinenpersonals und bei Umgebungsuntersuchungen zur Ermittelung etwaiger Keimträger.

Mit diesen Ausführungen will ich nun keineswegs darlegen, daß
der Widal überhaupt keinen Hinweis auf Keimträger gestattet, —
durchaus nicht, ein positiver Widal $^1/_{100}$ und darüber ist ein
wertvoller Fingerzeig, aber davor warne ich, der Widal'schen Probe
in den allzuniedrigen Verdünnungen einen besonderen Wert beizumessen.

Ich komme nun noch auf die Bewertung der Hemmungserscheinungen bei der Agglutinationsprobe. Daß diese vorkommen, steht
unzweifellos fest. Wohl jeder, der sich länger mit serologischen
Untersuchungen beschäftigt hat, dem ist die auffällige Erscheinung
entgegengetreten, daß die Reaktion in der niederen Verdünnung negativ,

in der höheren aber zweifellos positiv sein kann. Wie schütze ich mich nun gegen diese zu unliebsamer Falschbeurteilung Anlaß gebenden Hemmungserscheinungen in der Agglutinationswirkung frischer Kranken- und Rekonvaleszentenseren? Denn nur bei Serum, welches von Kranken oder von Genesenden stammt, ist das, soweit meine Erfahrung reicht, beobachtet. Ich kann mich vor Fehlschlüssen schützen, einmal dadurch, daß ich Verdünnungsreihen anlege, das kostet aber viel Zeit bei Massenuntersuchungen einer Epidemie. Als einfaches, aber doch zuverlässiges Mittel empfehle ich, wie auch anderweits vorgeschlagen, die Blutprobe vor der Verarbeitung mindestens 24 Stunden liegen zu lassen, denn die Hemmungskörper werden hierdurch ebenso wie durch höhere Verdünnungen des Serums unschädlich.

Auffällig ist die ganz verschiedene Beurteilung des Ausfalls einer Agglutinationsprobe. Vielfach habe ich es erfahren, daß ein Widal als positiv bezeichnet wurde, nachdem die Probe 12 Stunden bei 37° und dann noch 24 Stunden bei Zimmerwärme geweilt hat und nach dieser Zeit eben bei stärkerer Lupenvergrößerung in der Verdünnung $^1/_{50}$ eine leichte Zusammenballung aufwies. Dieselbe Blutprobe war nach meiner Beurteilung eben vollkommen negativ. Hier muß die Beurteilung nach einheitlichen Grundsätzen vorgenommen werden, sonst gerät der Wert des Agglutinationsphänomens unverdientermaßen noch mehr in Verruf, wie es ohnedies bereits besonders bei Ärzten, welche nicht bakteriologisch vorgebildet sind, der Fall ist. Ich meine, zu der Erfahrung der Typhusbekämpfungsanstalten im Südwesten des Reiches, kann man bei deren mehr als 10jähriger Praxis das Vertrauen haben, den dort für gut befundenen Modus der Beurteilung einer Widal'schen Reaktion ruhig zu übernehmen und die lautet: eine Reaktion ist positiv zu bezeichnen, wenn die Serum-Bakterienmischung bei 2-, höchstens 3 stündigem Aufenthalt im Brutschrank oder bei Zimmerwärme nach 12 Stunden makroskopisch deutliche Zusammenballung zeigt, welche in zweifelhaften Fällen mit dem starken Trockensystem zu kontrollieren ist. Einheitlichkeit in der Beurteilung ist hier wie nirgends erforderlich; Spätagglutinationen sind jedenfalls sehr vorsichtig zu bewerten. Bin ich wegen einer Widal'schen Reaktion trotzdem im Zweifel, was ja immer vorkommen kann, so enthebt mich eine nach mehreren Tagen erneut ausgeführte Reaktion im Falle einer frischen Erkrankung sicher meiner Bedenken, denn dann weist die Agglutinationskurve steigende Werte auf.

Bei dem überaus umfangreichen Schriftverkehr, welcher von den Typhuskranken selbst oder in deren Auftrag geführt wurde, erhob sich sehr bald die Frage nach Desinfektion der Briefsendungen, welche die Krankenstationen verließen. Hiermit berühren wir die Frage der Widerstandsfähigkeit von Typhusbazillen außerhalb des menschlichen Körpers. Im allgemeinen ist die Ansicht verbreitet, daß der Bazillus, Licht und Austrocknung ausgesetzt, sehr bald zu grunde ginge. Zur Klärung der Frage nach Übertragung des Typhus durch infizierte Briefschaften stellte ich folgenden kleinen Versuch an: Von zwei Papierstückchen wurde das eine von einer winzigen Menge Typhusbazillenaufschwemmung, das andere mit einer kaum sichtbaren Dosis eines zahlreiche Typhusbazillen enthaltenden Krankenstuhles bestrichen. Beide Stückchen Papier wurden unter einer Glasschale am Fenster dem Sonnenlicht und der Austrocknung ausgesetzt. Nach bestimmten Zeiträumen — alle 4 Tage — wurden kleine Stückchen der infizierten Stelle abgeschnitten und kulturell verarbeitet. Es zeigte sich dabei, daß noch nach $2\frac{1}{2}$ Wochen zahlreiche Typhusbazillen auf dem derart den Schädigungen des Sonnenlichts ausgesetzten Briefpapier nachgewiesen werden konnten. Der Ausfall dieses Versuches zeigte die Notwendigkeit einer vorbeugenden Desinfektion der Briefe und sämtlicher Schriftstücke, Krankenblätter usw., soweit sie aus Krankenräumen stammten.

Die Virulenz der aus dem Stuhl der Keimträgerin und aus der Milz Verstorbener gezüchteten Typhuskulturen war nach den Versuchen des Stabsarztes Dr. Rothe für den Tierkörper sehr gering, $\frac{1}{4}$ und $\frac{1}{2}$ Öse vertrugen Meerschweinchen bei intraperitonealer Einverleibung sehr gut. Ein Rückschluß auf die Infektiosität für den Menschen zu machen, ist aber erfahrungsgemäß, wie ja auch unsere Epidemie beweist, keineswegs angängig.

Nachdem es durch die wissenschaftlichen Errungenschaften des letzten Jahrzehnts festgestellt war, daß der Unterleibstyphus nicht ausschließlich eine Darmkrankheit, sondern vielmehr eine Bakteriämie sei, haben sich die Fundorte des Typhusbazillus im kranken Organismus, welche sich zuvor nur auf Stuhl und Urin beschränkten, vermehrt.

An erster Stelle für die Frühdiagnose steht die Blutkultur, und auch bei unserer Epidemie sind die ersten positiven Ergebnisse, welche die Art der Massenerkrankungen sofort einwandfrei klärten, Blutbefunde, die Stabsarzt Dr. Rothe erhob, gewesen. In der ersten Krankheitswoche sind die positiven Resultate nach meinen Erfahrungen gut $90^0/_0$, um in den späteren Wochen schnell abzusinken und in der Rekonvaleszenz im allgemeinen völlig zu schwinden. Das Verfahren, welches angewandt wurde, ist das übliche. Ungefähr 2 ccm

Blut, durch Venenpunktion entnommen, werden in ein Galleröhrchen befördert. Nach 12 stündiger Bebrütung wurden die Platten hiervon angelegt. Sind nach dieser Zeit noch keine Bazillen nachzuweisen, so führt häufig die nochmalige Untersuchung desselben Gallenröhrchens nach 24 und 36 Stunden zu positivem Befund, da die genügende Anreicherung manchmal erst zu dieser Zeit abgeschlossen ist. Nach dem ersten negativen Resultat das Röhrchen zu beseitigen, ist deshalb falsch. Zu erwähnen wäre noch, daß der bei Ausführung der Widal'schen Reaktion sich bildende Blutkuchen mit nennenswertem Erfolg in gleicher Weise zum Bazillennachweis verwandt wird wie das frische Blut. Dieses Nebenprodukt, wenn ich mich so ausdrücken darf, zu gewinnen, macht keine Mühe und die Erfolge sprechen für das Verfahren. Mir gelang es in einem Falle, aus dem Blutkuchen mittels der Galleanreicherung Typhusbazillen zu züchten, wo Stuhl- und Urinbefund sowie Widal negativ und auch die klinische Diagnose keineswegs gesichert war.

Ein weiterer, sehr wichtiger, zu wenig berücksichtigter Fundort für den Typhusbazillus zur Stellung einer Frühdiagnose sind die schon Ende der ersten und Anfang der zweiten Krankheitswoche auftretenden Roseolen. Das einfache und bei richtiger Anwendung erfolgreiche Bazillennachweisverfahren aus Roseolen kam in der von Generalarzt Schmiedicke angegebenen Weise (Deutsche militärärztliche Zeitschrift Nr. 5, 1905) in wenigen Fällen auch bei unserer Epidemie zur Anwendung. Leider konnten zu der Zeit, als die Station betriebsfähig war, nur noch ganz vereinzelte frische Roseolen bei Kranken nachgewiesen werden. Bei dem weitaus überwiegenden Teil waren die Roseolen bereits abgeblaßt oder verschwunden. Das Verfahren ist schonend, was bei der Blutentnahme durch Venenpunktion nicht der Fall ist; es erfordert auch keine besondere Technik wie die Venenpunktion und sollte in geeigneten Fällen, als der Blutkultur im Erfolg nahekommend, allein schon zwecks Schonung der Kranken, vorgenommen werden. Meiner Überzeugung nach bietet dieses Verfahren, vorausgesetzt natürlich die geeignete Auswahl der Fälle, nicht weniger Aussicht auf Erfolg als die Blutkultur. Bekanntlich treten die Typhusbazillen aus den Blutkapillaren aus und gehen in den Gewebssaft über. Im Reizserum also und nicht in dem austretenden Blute müssen sie gesucht werden. Nach vorsichtiger Reinigung der Haut wird mittels eines sehr praktischen Instruments — nämlich der von der Firma Heintze & Blanckertz vertriebenen Impffeder die Roseole abgeschabt; eine Blutung muß dabei vermieden werden, weil diese schädigend (bakterizid) wirkt. An der Roseole wird so lange gekratzt, bis das Reizserum erscheint, welches sich in einem feuchten Glanz der bearbeiteten Stelle kennzeichnet. Mit diesem Reizserum beladen, wird dann die durch vorheriges Ausglühen sterilisierte Feder durch einen Druck auf den ebenfalls sterilisierbaren Metallhalter in die geeignete Kulturflüssigkeit fallen gelassen und dann die Anreicherungsflüssigkeit in der üblichen Weise weiter verarbeitet. Auf diese Weise gelang es, aus Roseolen, welche aber nach den Aufzeichnungen der Station mindestens 2 Tage alt waren, also nicht ganz frisch, in 8 Fällen 5 mal ein positives Ergebnis zu erzielen. Bei 2 Fällen, welche negativ ausfielen, handelte es sich um Rückfälle, wobei roseolaähnliche Flecken auftraten. Bei den verhältnismäßig frischen Roseolen wurden also, wenn ich die beiden Rückfälle ausschalte, unter 6 Fällen 5 mal aus den Roseolen Bazillen gezüchtet. In jedem Falle wurden die mit Reizserum behafteten Impffedern in Bouillon und in Galle als Anreicherungsflüssigkeit befördert. Da zeigte sich nun, daß bei allen 5 positiven Fällen nur aus den Bouillonröhrchen die Bazillen gezüchtet wurden, das Galleröhrchen, obwohl mit dem von den gleichen Roseolen stammenden Material beschickt, blieb steril. Die Stahlfeder in dem mißfarben gewordenen Galleröhrchen war stets sehr verrostet und von der Flüssigkeit viel mehr angegriffen als die Feder im Bouillonröhrchen. Ich erkläre mir den Befund so, daß das Eisen mit den Gallensäuren und -Salzen eine chemische Verbindung einging, welche die spärlich in dem Röhrchen enthaltenen Typhusbazillen abtötete, anstatt sie anzureichern. Der Befund, welcher jedenfalls einer Nachprüfung wert ist, wäre zu Verhütung von Mißerfolgen, welche zu Unrecht dann auf Rechnung der Methode gesetzt würden, zu beachten. Vermeidbar sind jedenfalls diese Mißerfolge, wenn ein schwer angreifbares Metall, Platin, Iridium oder noch besser Glas zum Abkratzen der Roseole verwandt wird.

Als weitere nicht alltägliche Fundorte der Typhusbazillen kamen im Verlauf der Epidemie ein Hodeneiterherd und 5 mal die Brusthöhle bei eitrigen posttyphösen Brustfellergüssen in Betracht. Der Brustfellerguß wurde auch schon untersucht, als er noch serös war, aber mit negativem Erfolg, erst mit dem Zeitpunkt, wo er eitrig wurde, konnten massenhaft Typhusbazillen in Reinkultur nachgewiesen werden. Ebenso, wie es sich bei der Brustfellaffektion um echte Metastasen handelt, so ist auch der Typhusbazillus der Erreger der metastatischen Eiterung im Hoden.

Wesentlich neue Gesichtspunkte für die Verwendung von Nährböden haben sich bei der Bekämpfung unserer Epidemie nicht er-

geben; es wurden ausschließlich für den Bazillennachweis die 3 oben-
erwähnten Nährsubstrate,

1. Malachitgrünagar,
2. Drigalskiagar,
3. Endoagar,

verwandt.

Es bot sich aber Gelegenheit in größerem Maßstabe vergleichende
Untersuchungen über die Brauchbarkeit und Zuverlässigkeit von Trockennährböden anzustellen, welche von der bakteriologischen Abteilung des
Medizinischen Untersuchungsamtes bei der Kaiser Wilhelms-Akademie
hergestellt und durch Verfügung der Medizinal-Abteilung des Kriegsministeriums zur Nachprüfung überwiesen wurden. Dieselben können
in pulverförmigem Zustande vorrätig gehalten werden und sind nach
kurzfristigem Kochen in einer bestimmten Menge Wasser verwendungsfähig. Was diese Vereinfachung bedeutet, kann nur derjenige voll
und ganz ermessen, welcher in Epidemiezeiten, und im Mobilmachungs-
falle liegen die Verhältnisse ähnlich, die kostbare Zeit — und bei
einer Epidemie ist die Zeit für den Bakteriologen doppelt kostbar —
durch langsame umständliche Zubereitung der Nährböden vergeuden
und, wenn es sich um nicht geübte Praktiker im Nährbodenkochen
handelte, die mühsam erlangte Brühe am Ende noch mißraten sah.
Es hat deshalb schon seit einem Jahrzehnt nicht an Versuchen gefehlt,
diesem Hindernis einer schnellen Verwendungsfähigkeit bakteriologischer Stationen zu begegnen und in Zeiten der Ruhe die Nährböden in Trockenform soweit fertig zu stellen, daß lediglich ein Auf-
kochen mit Wasser genügt, um den Nährboden gebrauchsfertig zu
haben. Diesen Bemühungen entsprang wohl als das seither be-
kannteste ein von Oberstabsarzt Professor Marx[1]) angegebenes und
von der Firma Merck in Darmstadt in den Handel gebrachtes Pulver,
welchem der Name „Ragitagar" beigelegt ist. Neben dem Ragitagar
wird auch noch eine Ragitbouillon und zur Herstellung von Endo-
nährböden, Endozusatztabletten von der Firma Merck vertrieben.
Diese Ragitnährböden sind in vielen Laboratorien wegen Billigkeit,
besonders aber wegen Vereinfachung der Nährbödenherstellung im
Gebrauch. Die Brauchbarkeit ist durch viele Nachprüfungen so von
Sparmberg und Amako[2]), Poppe[3]), Müller[4]) erwiesen, und auch
im Hanauer Laboratorium fanden sie ausgiebige Verwendung.

---

1) Münchener Med. Wochenschr. 1910. Nr. 7.
2) Zentralbl. f. Bakteriolog. 1910. Bd. 56. H. 1.
3) Berliner Tierärztl. Wochenschr. 1911. Nr. 33.
4) Med. Fakultät Leipzig 1911. Über die Verwendbarkeit von Trockennährböden. Inaug.-Dissert.

Das bakteriologische Laboratorium der Kaiser Wilhelms-Akademie hat sich nun zur Aufgabe gemacht, alle Nährböden, soweit sie für den Nachweis der Typhuserreger in Betracht kommen, in Trockenform herzustellen. Zur Nachprüfung wurden übersandt:

1. Trocken-Stammagar,
2. Lakmus-Milchzucker-Kristallviolettzusatzpulver,
3. Endozusatzpulver,
4. Chemisch reines Dextrin und Malachitgrünextra Kristalle Höchst a. M. zur Bereitung des Lentz-Tietz'schen Malachitgrünnährbodens,
5. Trockengalle,
6. Trockenlakmusmolke.
7. Neutralrotagar in Trockensubstanz.

Die Herstellung des Stammagars ist die denkbar einfachste. Zur Bereitung eines gebrauchsfertigen Nähragars wird eine abgewogene Menge der aus kleinen bernsteingelben Kristallen bestehenden Substanz mit $^1/_4$ l nicht zu hartem Leitungswasser im Dampftopf bei 100^0 $^1/_2$ Stunde unter mehrmaligem Umschütteln gelöst, und der Nähragar ist gebrauchsfertig. Zur Herstellung des Drigalskiagars wird zugleich mit dem Stammagar das Drigalskizusatzpulver, zur Bereitung des Endoagars das Endozusatzpulver dem Wasser zugesetzt.

Von der Trockengalle werden 10 g in 90 ccm destilliertem Wasser unter 2—3 maligem Umschwenken gelöst, in Röhrchen gefüllt und $^1/_2$ Stunde sterilisiert.

Ein Fläschchen Trockenlakmusmolke wird in $^1/_4$ l Wasser $^1/_2$ Stunde im Dampftopf bei 100^0 gelöst. Die gelöste Molke ist eventuell vor dem Einfüllen in Reagenzgläser durch Zusatz einiger Tropfen $^1/_{10}$ Normalnatronlauge oder Salzsäure auf den richtigen Alkalitätsgrad einzustellen.

Der Neutralrotagar wird wie der Stammagar zubereitet und ist nach erfolgter Sterilisation gebrauchsfertig.

Wenig umständlicher ist die Bereitung des Lentz-Tietz'schen Malachitgrünagars, jedenfalls aber ganz wesentlich einfacher als die Zubereitung nach der Originalvorschrift.

Die Bereitung ist folgende:

Der in der gewöhnlichen Weise gelöste Trockenstammagar wird zunächst durch Zusatz einiger Tropfen Normalsäure auf den Lakmusneutralpunkt eingestellt, dann wird der neutrale Agar alkalisiert durch Zusatz von 0,75 proz. Normalnatronlauge. Nunmehr werden zu dem alkalisierten Agar auf je 100 ccm Agar 1,0 g chemisch reines Dextrin und 1,7 ccm einer 0,1 proz. Lösung des beigefügten Malachitgrüns in destilliertem Wasser zugesetzt. Die Farblösung kann auf etwa 14 Tage dunkel und kühl aufbewahrt auf Vorrat angesetzt werden. Nachdem der Agar sämtliche erforderlichen Zusätze erhalten hat, wird er vor dem Plattengießen nochmals kurze Zeit aufsterilisiert. — Die fertigen Nährböden sind ohne jegliche Filtration tadellos klar, gleichmäßig gefärbt, genügend konsistent und von ausgezeichnetem Differenzierungsvermögen für die säure- und alkalibildenden Bakterien.

Ein besonderer Vorzug ist die jetzt mehr als 9 monatige unveränderte Haltbarkeit. Keine von den gleich bei der ersten Sendung zurückgelegten, also 9 Monate in meiner Aufbewahrung befindlichen originalverpackten Trockensubstanzen hat sich an Aussehen und Brauchbarkeit verändert. Niedergelegt waren die zu Haltbarkeitsversuchen bezeichneten Pakete in einer lose verschlossenen Holzkiste in einem Laboratoriumsschrank. Das Aussehen der Nährböden und auch die erzielten Erfolge waren völlig gleichmäßig vom ersten bis zum letzten vor wenigen Tagen verwandten Muster. Verwendet zu Untersuchungszwecken, speziell Kontrollversuchen wurden

> 15 l so hergestellter Endoagar und
>
> 15 l Drigalskiagar.

Die Versuche zerfielen in zwei Teile.

Einmal wurden sämtliche an einem Tage eingehenden Stuhlproben ohne Auswahl auf Platten aus Trockennährböden in Kombination mit den im Laboratorium frisch hergestellten Nährböden verarbeitet und zwar in der Weise, daß zwei Parallelserien hergestellt wurden. Die eine Serie (Malachitgrün-Endo-Drigalski) aus frisch bereiteten Nährböden, die zweite Serie aus Trockennährböden. Der zur Verwendung kommende Stuhl wurde besonders sorgfältig verrührt und dann ganz gleiche Mengen auf die beiden Malachitplatten als Ausgangs- und Vorkultur verbracht. Mit zwei verschiedenen Spateln wurde von demselben Untersucher das Material auf den Platten der Serien in der üblichen Weise verstrichen, die erste Verdünnung bestand bei diesen Versuchen jedesmal aus einer großen Drigalski-, die zweite aus einer großen Endoplatte.

Verarbeitet wurden auf diese Weise rund 200 Kranken- bezw. Rekonvaleszentenstühle, welche in 14 Fällen ein positives Bazillenergebnis zeitigten. In nicht einem einzigen Falle wurde auf der einen Serie ein negatives Resultat festgestellt, wenn auf der anderen Seite Typhuskeime gefunden wurden.

Um nun auch einen genauen Vergleich über die zahlenmäßige Verteilung der auf beiden Arten Nährböden aufgekommenen Typhuskeime zu erhalten, legte ich in analoger Weise Versuchsreihen mit 10 Stuhlproben an, von denen ich wußte, daß Typhusbazillen darin enthalten waren, und da zeigte sich denn, daß auch die Auszählung der gewachsenen Typhuskeime auf beiden Arten Nährböden eine nennenswerte Differenz nicht ergab. Auch mit den übrigen zu Testnährböden und Anreicherungsflüssigkeit verwendeten Trockensubstanzen wie Neutralrotagar, Galle, Lakmusmolke ergab die Nachprüfung in Aussehen und Wirksamkeit gegen die selbsthergestellten oder von ersten Firmen bezogenen, — wie Lakmusmolke von Kahlbaum —, keinerlei Abweichung. Die Versuche haben ergeben, daß wir in den Trockennährböden, wie sie in der hygienisch-bakteriologischen Abteilung des Medizinischen Untersuchungsamtes bei der Kaiser Wilhelms-Akademie hergestellt werden, einen geradezu glänzenden und vollwertigen Ersatz für die Laboratoriumsnährböden besitzen.

Diese Präparate sind

1. allen anderen Nährböden in Zuverlässigkeit mindestens gleichzusetzen.
2. Sie machen den Bakteriologen frei von dem lästig empfundenen zeitraubenden Nährbodenkochen.
3. Die Verwendung erspart Hilfskräfte und teure Kochgeräte.

Ich möchte sagen, jeder Laie kann nach der präzisen Vorschrift und, was ganz besonders hoch anzuschlagen ist, in einer ganz kurzen Zeit alle im Typhuslaboratoriumsbetrieb nötigen Nährböden herstellen, während früher nur ein langgeübter und zuverlässiger Diener, meist jedoch der Bakteriologe selbst die Zubereitung, in allen Fällen die sehr wichtige Alkalisierung, vornehmen mußte und dadurch für diese Zeit der wichtigeren Laboratoriumsarbeit entzogen wurde.

Aus den hier niedergelegten guten Eigenschaften der Trockennährböden ergibt sich dann das Wichtigste, die ideale Verwendbarkeit in mobilen Verhältnissen. Aber auch im Frieden wäre die Überweisung dieser Trockennährböden an die bakteriologischen Stationen zu begrüßen.

Durch die frühzeitige Feststellung des zentralen Herdes unserer Epidemie war der Gang der Abwehrmaßregeln vorgezeichnet.

Nach Verstopfung der Infektionsquelle, der Internierung der bazillenausscheidenden Kartoffelschälfrau L. im städtischen Krankenhaus, wurde mit aller Kraft dahin gearbeitet, die Epidemie örtlich zu beschränken und die hierfür von R. Koch uns eingeimpften, erprobten Maßnahmen wurden mit aller Strenge durchgeführt, wie bereits im allgemeinen Teil erörtert.

In dem alsbald eingerichteten Hilfslazarett (allgemeiner Teil Seite 6) fanden Unterkunft:

1. Die Krankheitsverdächtigen.
2. Die Genesenden, welche einer Lazarettbehandlung nicht mehr bedurften, bei denen aber die bakteriologische Schlußuntersuchung noch nicht abgeschlossen war.
3. Klinisch gesunde Leute, welche durch die bakteriologische Umgebungsuntersuchung als Keimträger ermittelt waren.

Sämtliche 3 Arten Insassen waren in getrennten Räumen untergebracht, insbesondere wurde streng die Abteilung der Krankheitsverdächtigen von den beiden anderen Gruppen abgeschieden. Durch einen Posten vor dem einzigen Zugang zu dem Hilfslazarett wurde jedem Unbefugten, als solcher galt jeder außer den Ärzten, der Eintritt· und allen Insassen der Austritt verwehrt. Als Latrinen wurden die mit Spülklosetts und Urinierbecken versehenen Nachtaborte benutzt. Eimer mit Kalkmilch befanden sich darin, so daß laut eingehender Belehrung die Leute nach der Defäkation die Exkremente mit einer reichlichen Menge dieses Desinficiens bedecken und dann in die allgemeine Kanalisation spülen konnten. In gleicher Weise wurde nach Benützung des Pissoirs verfahren. In den Nachtaborten, neben den Nachtstühlen, in den Mannschaftsstuben und auf den Fluren verteilt, fanden sich zahlreiche Waschbecken mit Sublimatlösung, auf deren fleißige Benützung von dem Aufsichts- und Pflegepersonal des Hilfslazaretts aufmerksam gemacht wurde. Für Bettlägerige standen besondere Nachtstühle mit Kresolseifenlösung gefüllt, für die als Keimträger erkannten Leute Kalkmilchklosetts auf dem Flur bereit. Vom Pflegepersonal wurden die Urinierbecken außerdem noch $^1/_4$ stündlich mit Kresolseifenlösung gespült. Gebrauchte Wäsche wurde 48 Stunden in Kresolseifenlösung untergetaucht gehalten, ehe sie der Garnisonverwaltung zum Waschen übergeben wurde. Im Eingang zum Hilfslazarett lag eine mit Kresolseifenlösung feucht gehaltene Matte zur Verhütung der Verschleppung infektiösen Materials an den Stiefelsohlen, auch waren die Türklinken mit Kresol gefeuchtetem Stoff zur gewissermaßen automatischen Händedesinfektion umwickelt. Daß auf sonstige peinlichste Reinlichkeit in diesem Revier, wie überhaupt in dem Kasernengebäude des I. Bataillons während der Epidemiezeit gehalten wurde, brauche ich nicht besonders zu erwähnen. Verpflegt wurden die Insassen des Hilfslazaretts aus der Bataillonsmannschaftsküche. Die Speisen wurden in einem Kessel bis vor den Eingang gebracht und in andere im Hause stets verbleibende Schüsseln übergegossen. Geschirr kam weder hinein noch heraus. Die Eßgeräte wurden mit heißer Sodalösung gespült. Zur ständigen Aufsicht, zur Krankenbehandlung und zur wiederholten Belehrung des Personals und der Insassen des Hilfslazaretts wohnte ein Einj.-Arzt in der Kaserne des I. Bataillons. Die im Hofe befindliche Latrine des I. Bataillons wurde von den gesundgebliebenen Mannschaften, welche in Haus II untergebracht waren, allein benützt; ein davorstehender Posten achtete auf Vornahme der Händedesinfektion vor Verlassen des Raumes. Die Latrine selbst wurde mehrmals täglich mit Kalkmilch desinfiziert, die Sitzbretter mit Kresolseifenwasser abgewaschen. Eine erstmalige Raumdesinfektion mit Formalindämpfen und eine mechanische Desinfektion mit Kresolseifenlösung der sämtlichen Räume des I. Bataillons, fand sofort nach der Feststellung der Typhusepidemie statt. Decken und Matratzen wurden durch einen von der Stadt Hanau in entgegenkommender Weise zur Verfügung gestellten fahrbaren Desinfektionsapparat im Hofe neben dem Hilfslazarett desinfiziert. Die Schlußdesinfektion der Räume, des Stubeninventars und der Betten wurde nach den gleichen Grundsätzen durchgeführt. Um einen eingeübten Desinfektionstrupp stets zur Verfügung zu haben, wurden vom Leiter der bakteriologischen Station vom 22. Dezember ab zwei Desinfektionskolonnen, bestehend aus je einem Unteroffizier und vier Mann ausgebildet. Deren Aufgabe war es, die laufende und Schlußdesinfektion in den Lazaretträumen auszuführen und in Gemeinschaft mit dem Heizer, welcher dem Unterricht ebenfalls beiwohnte, den Dampfsterilisationsapparat zu bedienen. Nach Räumung des Hilfslazaretts fanden sie auch dort zur Vornahme der ausgedehnten Desinfektionsarbeiten Verwendung. Im Lazarett wurde die laufende Desinfektion nach den erprobten Vorschriften neuzeitlicher Krankenpflege durchgeführt und dieselbe auch hinsichtlich der Wirksamkeit der verwendeten Desinfektionsmittel vom Vorstand der bakteriologischen Station ständig kontrolliert. Von einer Dampfdesinfektion der Uniformstücke wurde abgesehen, weil vielfach ein Eingehen und Unansehnlichwerden der Kleidungsstücke beobachtet wurde. Die Kleider wurden statt dessen in zwei verfügbaren Lazaretträumen an Leinen aufgehängt und mit Formalindämpfen desinfiziert.

Um eine Verseuchung des Maines zu vermeiden, hatte die Stadt Hanau über der Einmündungsstelle der Kanalstränge des Lazaretts und der Kaserne des Eisenbahn-Regiments in den Hauptstrang (siehe Skizze S. 6) eine Kalkmilchdesinfektionsanlage errichtet. Städtische Arbeiter ließen hier stündlich 320 l Kalkmilch in das an dieser Stelle gestaute Kanalwasser fließen. Selbst wenn infektiöses Material, was bei der Flut vorher verwandter Desinfizientien als völlig ausge-

schlossen zu erachten ist, dennoch in den Kanalstrang gelangt sein
sollte, so wurde es durch die reichlich bemessene städtische Desinfektion sicher abgetötet. Eine Verseuchung des Mainwassers war
meines Erachtens ausgeschlossen. Die Stadt verwandte zwar Schwarz-
kalk zur Bereitung der Kalkmilch; angestellte Versuche haben aber
auch dessen genügende Desinfektionskraft ergeben. Bei den zahlreich auszuführenden Desinfektionen, machte sich auch bald das Be-
dürfnis nach vereinfachter Raumdesinfektion geltend. Die Station
trat deshalb auf Anregung des Korpsarztes der in letzter Zeit aktuell
gewordenen Frage des apparatlosen Raumdesinfektionsverfahrens
näher und zog eine verbilligende Vereinfachung des Permanganatverfahrens von Dr. H. A. Gins[1]) zur Verwendung mit heran, welche
infolge längerer praktischer Versuche in der städtischen Desinfektions-
anstalt zu Frankfurt a. M. als zuverlässig gelten konnte. Trotzdem
überzeugte ich mich vor der Verwendung erst von der desinfizierenden
Wirkung durch mehrere Versuche, welche in einem Lazarettraum und
auch in Räumen des Hilfslazaretts vorgenommen wurden. Als Test-
objekte dienten typhusbazillenhaltiger Stuhl, Typhusbazillenkultur,
Kolibazillen und Kokken. Die 5 genau nach der von Gins angegebenen Vorschrift angestellten Versuche ergaben bezüglich Desinfektionskraft und Tiefenwirkung eindeutige, gute Resultate, so daß
dies Verfahren bei den Schlußdesinfektionen als dem Flügge'schen
Verfahren gleichwertig mit herangezogen wurde, und, soweit es sich
um Typhusdesinfektionen handelt, auf das angelegentlichste empfohlen
werden kann.

Da nach den weiter oben berichteten Versuchen die Möglichkeit
einer Übertragung von Typhuskeimen durch Briefschaften immerhin
ins Bereich der Möglichkeit gezogen werden mußte, wurden alle die
Krankenstuben verlassenden Briefschaften, auch abgeschlossene Krankenblätter, Gebetbücher der Geistlichen, im Trockensterilisator bei 180°
unter Kontrolle der Station sterilisiert; das Papier litt dabei keinen
Schaden, nur etwas festeres Papier warf sich etwas. Es mußte allerdings darauf geachtet werden, daß lediglich die heiße Luft durch-
strömte und die in einem Drahtkorb freistehenden Briefe und
ähnliches nicht die Wand des Sterilisators berührten, da sonst An-
sengung stattfinden konnte.

Am 5. 2. 13 wurde nach erfolgter 2maliger Durchuntersuchung
der gesund gebliebenen Angehörigen des Bataillons die Sperre über

---

1) Eine billige Modifikation des Permanganatverfahrens. Desinfektion.
Jahrg. 5. II. 6.

diese Leute aufgehoben und nach erfolgter Schlußuntersuchung der im Hilfslazarett befindlichen Genesenden, Verdächtigen und Bazillenträger auch dieses Mitte März geräumt und dann die Schlußdesinfektion seitens des Pflegepersonals im Verein mit den ausgebildeten Desinfektionskolonnen durchgeführt. Die von Anfang an umfangreich angeordneten, pflichttreu ausgeführten Abwehrmaßregeln sind auch von erfreulichem Erfolg gekrönt gewesen, ist doch trotz der ausgedehnten schweren Epidemie außerhalb des I. Bataillons auch nicht ein einziger Fall verschleppt worden, und von dem sich auf 100 Personen beziffernden Pflegepersonal ist nur eine Schwester an Typhus erkrankt.

Unsere Nachweismethoden der Krankheitserreger im Organismus sind trotz der gewaltigen Fortschritte in den letzten Jahren noch weit vom Idealen entfernt. Auch ist es eine häufig beobachtete Erscheinung, daß die Ausscheidung wochen-, ja monatelang aussetzt und dann wieder einsetzt. Wo die Infektionserreger bei Typhus im Körper ihren Daueraufenthalt nehmen, konnte noch nicht hinreichend aufgeklärt werden. Um deshalb Überraschungen durch Wiederaufflackern der Seuche vorzubeugen, ist es erforderlich, ein Augenmerk auf die erkrankt gewesenen Leute weiterhin zu richten und ihre Abgänge in regelmäßigen Zwischenräumen bis zu ihrer Entlassung aus dem Militärdienst bakteriologisch zu untersuchen.

Aber auch allen Magendarmstörungen, welche bei dem von Typhus befallen gewesenen Truppenteil auftreten, dürfte ein erhöhtes Interesse insoweit zuzuwenden sein, als alle derartig Verdächtige solange isoliert werden müssen, bis die serologische und bakteriologische Untersuchung den nicht infektiösen Charakter dieser Krankheitserscheinungen dargetan hat.

III.

Klinischer Bericht.

Von

Oberstabsarzt Dr. **Hillebrecht** und Stabsarzt Dr. **Goertz,**

leitenden Sanitätsoffizieren der beiden Typhusstationen.

Vorbemerkungen.

Am 3. Dezember 1912 wurden in das Garnisonlazarett Hanau mit grippeähnlichen Erscheinungen die ersten zwei Kranken eingeliefert, bei denen sich später die Typhusdiagnose herausstellen sollte. Von da an häuften sich Zugänge gleicher Art und nach Feststellung der typhösen Natur der Massenerkrankung ließ sich bereits am 17. Dezember übersehen, daß mit einer Gesamtzahl von über 200 Typhuszugängen zu rechnen war. Es wurde demnach an diesem Tage neben der bereits bestehenden Typhusstation A unter St. A. Goertz eine zweite Station B unter dem nach Hanau kommandierten St. A. Hillebrecht eingerichtet. Am 17. Februar 1913 konnten diese Stationen vereinigt werden, nachdem Station A 109 und B 138 Zugänge gehabt und teilweise wieder entlassen hatte.

Genügendes Personal an Sanitätssoldaten und Krankenwärtern war von auswärtigen Garnisonen herangezogen worden.

Der Schwierigkeit, daß die insgesamt 7 Sanitätsunteroffiziere beider Stationen mehr für die Beaufsichtigung und kaum für den eigentlichen Krankenpflegedienst verwendet werden konnten, wurde durch reichliche Einstellung von berufsmäßigen weiblichen Pflegekräften begegnet, unter deren Leitung die erst im Beginn ihrer Ausbildung stehenden Sanitätsmannschaften ihren Dienst ausübten. Auch zu den Krankenwachen wurden die weiblichen Pflegekräfte in ʼausgedehntem Maße angestellt.

Besondere Erwähnung verdienen auch vier Helferinnen vom roten Kreuz, die ihre Dienste den Stationen in der Weise widmeten, daß sie nach ärztlicher Anweisung die regelmäßige Benachrichtigung der Eltern vermittelten und die besonders anfangs (Weihnachts- und Neujahrszeit!) sehr zahlreichen Anfragen beantworteten, ferner in sehr dankenswerter Weise für Schwerkranke nach deren Diktat Briefe schrieben und schließlich auch gelegentliche Vertretungen von Diakonissinnen oder Nonnen übernahmen. Allein die Besorgung der offiziellen Benachrichtigungen bedeutete für die Sanitätsofiziere der Stationen eine Entlastung von täglich mehrstündiger Arbeit.

Bei der Massenhaftigkeit der Zugänge, die zum größten Teil innerhalb einer Woche zuströmten, galt es zunächst, die Kranken auszusondern, bei denen die Typhusdiagnose aus rein klinischen Merkmalen nicht vollkommen sicher gestellt werden konnte. Diese wurden sofort bakteriologisch geprüft und es mußte schließlich bei 4 Kranken die Typhusdiagnose fallen gelassen werden, so daß

240 Typhusfälle

übrig blieben, auf denen sich die klinische Berichterstattung der Stationen aufbaut. In der nachfolgenden Zusammenstellung sind, auch wo dies nicht besonders vermerkt ist, die beiden Stationsärzte zu gleichartigen, auch zahlenmäßig ähnlichen Resultaten gekommen. Abweichende Urteile sind stets besonders hervorgehoben.

Die zeitliche Verteilung der Typhuszugänge ist aus der Tabelle auf Tafel I ersichtlich, die wirkliche Zahl der Zugänge ist etwas höher, da 4 nur Typhusverdächtige und 3 Neuaufnahmen wegen Rückfällen nicht mit aufgeführt sind.

Besonders in der ersten, klinisch interessantesten Zeit, als gleichzeitig viele Schwerkranke, deren Prognose noch nicht gestellt werden konnte, Hilfe verlangten, mußte schematisch gearbeitet werden unter Hintansetzung alles nicht unbedingt Notwendigen.

Dieses Schema bezog sich zunächst auf Pflege, Diät, Arzneiverordnungen, Bäder und konnte erst allmählich in eine mehr individualisierende Behandlung verwandelt werden. Ebenso schematisch mußte leider auch ärztlich bezügl. der Diagnostik und der wissenschaftlichen Seite verfahren werden. Die einfachen morgendlichen und abendlichen Krankenbesuche, die, wenn auch lapidare Führung der Krankenblätter, die Beaufsichtigung der Therapie, insbesondere der Bäder, die ziemlich zahlreichen chirurgischen Eingriffe, die Obduktionen, der technische Verwaltungsdienst der Stationen, die Anweisung und Überwachung der fortlaufenden Desinfektionen am Krankenbett verbrauchten derartige Arbeitszeit, daß für besondere mehr wissenschaftliche Untersuchungen, die von großem theoretischen Interesse gewesen wären, aber für Diagnose, Prognose und Therapie des Einzelfalles unerheblich waren, nur wenig Muße übrig blieb. U. a. mußte nach bakteriologischer Feststellung der Epidemie bei den klinisch sicheren Typhen im allgemeinen auf bakteriologische Blutuntersuchungen verzichtet werden, so interessant dieselben z. B. bei den foudroyanten Fällen gewesen wären.

Das Schwergewicht wurde somit in der Hauptzeit durchaus auf die ärztliche Tätigkeit unmittelbar am Krankenbett gelegt, und die Arbeit im Stationslaboratorium kam erst in zweiter Linie.

Die klinische Bedeutung der Epidemie.

Die Bedeutung interner Epidemien in Kasernen, Gefängnissen und dergleichen für die wissenschaftliche Forschung liegt zum großen Teil darin, daß man in solchen Epidemien den prozentualen Anteil der einzelnen Verlaufsformen bestimmen und zu Mortalitätsberechnungen usw. verwenden kann. Handelt es sich weiterhin um Leute gleichen Alters, gleicher Ernährungsweise und annähernd gleicher gesunder Konstitution, also um ein Menschenmaterial, daß unter gleichen Bedingungen in die Krankheit eintritt und während derselben gleichartige Behandlung und Pflege genießt, so sind die gewonnenen Zahlen, wenn sie nur groß genug sind, stets besser benutzbar, als die aus Epidemien innerhalb der freizügigen Gesamtbevölkerung oder z. B. aus militärischen Epidemien in Kriegszeiten, bei überseeischen Unternehmungen usw. berechneten. Bei derartigen „geschlossenen" Epidemien werden auch die leichteren und unausgesprochenen Fälle in weit größerem Maße zur Beobachtung kommen, als bei den räumlich und zeitlich weniger gut abgegrenzten. Es ist bei der zu beschreibenden Hanauer Epidemie, wie es scheint, das erste Mal, daß man mit einiger Sicherheit sagen kann, daß von einer größeren Typhusepidemie innerhalb des gleichen Menschenmaterials tatsächlich alle Fälle zur ärztlichen Kenntnis gekommen sind.

Die Erkrankungen der Reservisten können füglich hier vernachlässigt werden, und es ist zweckmäßig, ihre Zahlen nicht mit denen der aktiven Mannschaften zusammenzubringen, da für jene andere Vorbedingungen bestanden: ältere, nicht mehr trainierte, dem Militärleben entwöhnte Leute, die vielfach die Mannschaftskost ungern aßen, und in der Lage waren, dafür aus eigenen Mitteln Ersatz zu finden. Aus demselben Grunde gibt auch der Umstand ein reines Bild, daß keine Unteroffiziere und keine Einjährig-Freiwilligen erkrankt sind. Für diese wären ebenso wie für die Reservisten die dispositionellen Grundlagen andere gewesen.

Von den aktiven Mannschaften sind alle Erkrankten, auch die leichtesten, in Lazarettbehandlung gekommen, so daß man für das

Bataillon wirklich von einer geschlossenen Epidemie reden kann; denn wo das Krankheitsgefühl des Einzelnen nicht zur Krankmeldung ausreichte oder der wenig ausgesprochene klinische Befund zur Diagnose nicht genügte, setzte die Tätigkeit des Bakteriologen ein, der in den Monaten Dezember und Januar sämtliche Mannschaften des Bataillons untersucht und so auch einige Infizierte gefunden hat. Bei allen übrigen leichten und leichtesten Fällen hatten die klinischen Erscheinungen, wenigstens nachdem man auf die Epidemie aufmerksam geworden war, zur Krankmeldung und Lazaretteinweisung genügt. Es ist dieses Faktum wichtig genug, um besonders hervorgehoben zu werden. Auf dem Gebiet der Typhusverbreitung spielen ja nach der jetzigen Annahme gerade die leichten und leichtesten Fälle eine wichtige Rolle; man hört daher bisweilen die Ansicht äußern, daß diese im Verhältnis zu den schweren Fällen stets ungemein zahlreich seien, daß sie auch je nach der Häufigkeit ihrer Feststellung die modernen Typhusstatistiken gewaltig beeinflußten. Daß dies nicht in übergroßem Maße der Fall zu sein braucht, wird nach den Hanauer Erfahrungen unten gezeigt werden.

Ätiologie, Inkubationszeit.
(Vgl. Allgemeiner Teil S. 1 u. f.)

Die im Lazarett angestellten Erhebungen über die Erkrankungsquelle führten zu dem Ergebnis, daß auf der Station A fast alle, auf der Station B 99 Kranke angaben, am 22. 11. 1912 von dem infizierten Kartoffelsalat gegessen zu haben, und 20 sich des Kartoffelsalats nicht mehr erinnerten.

Diesen Angaben der Kranken ist nur ein relativer Wert beizumessen. So wurde von einem großen Teil behauptet, daß der Kartoffelsalat verdächtig oder sogar faulig geschmeckt habe; daß sie ihn aber trotzdem gegessen hätten, eine Aussage, die von vornherein Widersprüche in sich birgt. Andere hatten nichts Besonderes bemerkt und so wird es wohl bei der Mehrzahl gewesen sein. Dazu sind diese Daten erst nach dem 17. Dezember erhoben worden, also zu einer Zeit, in der die Erinnerung an genossene, wenig signifikante Mahlzeiten nicht mehr sehr treu sein dürfte und in der die Suggestion eine bedeutende Rolle gespielt haben kann. Und nicht zuletzt war ein großer Teil der Befragten zur Zeit der Erhebungen bereits in einem leicht benommenen Zustand, so daß ihre Angaben nur mit Vorsicht zu verwerten sind. Es liegt die Annahme nahe, daß fast alle Erkrankten von dem infizierten Salat gegessen haben und daß sich das den meisten zunächst garnicht als irgendwie bemerkenswert eingeprägt hat.

Sicherlich aber, und das ist der springende Punkt für die Datierung der Inkubationszeit, muß für die größte Mehrzahl der 22. November 1912 als Zeitpunkt der Infektion angenommen werden und das Forschen nach Kontaktinfektionen, die etwa zu Ende November oder Anfang Dezember stattgefunden haben könnten, ist müßig, weil bei unserer Epidemie unmöglich. Daß der Typhus schon im Inkubationsstadium ansteckend sein kann, ist bekannt. Zahlreich können diese Frühkontakte aber bei uns keinesfalls gewesen sein, weil ja auch die Infektionen, die auf Kontakte mit Erkrankten gegen Mitte Dezember zurückgeführt werden können, vergleichsweise spärlich an Zahl sind; denn nur 18 der 24 Spätzugänge verlegten ihren ersten Krankheitstag auf die Zeit nach dem 20. Dezember.

Wenn auch manche Stimmen dafür sprechen, daß es Inkubationen über 4 Wochen hinaus gibt, so wird man doch diese späten Zugänge mit großer Wahrscheinlichkeit als Kontakte ansehen müssen.

Wahrscheinlich gehören auch zwei Rezidive hierher, die am 18. und 19. Dezember mit mäßigem, schnell vergehendem Fieber und negativem sonstigen klinischen und bakteriologischen Befund aufgenommen wurden. Sie wurden baldigst isoliert, aber bei dem einen stellte sich am 25. 12. 1912, bei dem anderen am 30. 12. 1912 ein typischer Typhus ein und erst jetzt wurde die Widalreaktion positiv.

In der Tabelle auf Tafel I sind die Zugänge und deren Inkubations- und Prodromalzeiten dargestellt. Die Kurve auf S. 4 des allgemeinen Teils ist gegen die untere Reihe (der Lazarettzugänge) dadurch etwas verschoben, daß in der erstgenannten die Zahlen der Zugänge bei der Truppe aufgeführt sind, die wegen Bettenmangels nicht sofort ins Lazarett aufgenommen werden konnten, sondern zunächst noch im Hilfslazarett bleiben mußten.

Das plötzliche Nachlassen der Zugänge nach dem 20. Dezember erklärt sich daraus, daß an diesem Tage der Truppenarzt sämtliche Mannschaften des Bataillons untersucht, und Kranke und Verdächtige dem Lazarett überwiesen hatte.

Nimmt man nun für die Zugänge bis zum 20. Dezember einschließlich den 22. 11. 1912 als Infektionstag an, so ist für die Station A eine durchschnittliche Inkubationszeit von 19,5 Tagen bis zum erstmaligen Krankheitsgefühl zu berechnen und von 21,3 Tagen bis zur Lazarettaufnahme (für die Station B von 16,5 bis 22,5 Tagen.)

Es ist auch aus den Zugangskurven ohne weiteres ersichtlich, daß bei höchstens 25 % der Kranken die Inkubationszeit weniger als 14 Tage gedauert hat.

Die Initialerscheinungen
der ersten Zugänge.

Von besonderem Interesse sind nun wegen der diagnostischen Schwierigkeit, welche die Epidemie bot, die Anfangserscheinungen der Zugänge aus der Zeit vom 3. bis 15. Dezember (dem Tag, an welchem der Typhusverdacht erstmalig ausgesprochen wurde).

Der epidemieartige Charakter der Erkrankungen war bald erkannt, und der ordinierende Sanitätsoffizier der Inneren Station des Lazaretts bat daher gelegentlich einer Lazarettkonferenz, nachdem schon einige Tage vorher der Truppenarzt benachrichtigt war, um Meldung der gehäuften Erkrankungen gemäß F. S. O. § 29. Obwohl die Diagnose Typhus mit in Betracht gezogen war, wurde sie fallen gelassen, da die ersten Krankheitszeichen mehr für eine Grippe- oder Influenzaepidemie sprachen. Erkältungszustände beherrschten das ganze Krankheitsbild; bei 34 Zugängen war vorhanden: 16 mal ausgedehnter Bronchialkatarrh, 2 mal Lungenentzündung, 2 mal Schnupfen, 1 mal starke Heiserkeit, 1 mal Gelenkrheumatismus mit systolischen Herzgeräuschen, 14 mal Rachen- oder Mandelrötungen, alles Zeichen, welche für Grippe oder Influenza sprechen, und die ausgenommen die uncharakteristischen Rachen- und Mandelrötungen im allgemeinen, wenn sie im Beginn einer fieberhaften Erkrankung auftreten, differentialdiagnostisch gegen Typhus verwertet zu werden pflegen.

Nur 7 mal wurden Klagen über allgemeine Mattigkeit, Kopf- und Gliederschmerzen vorgebracht, durchweg fehlten Milzschwellung und Unwohlsein, weder Durchfälle noch relative Pulsverlangsamung waren vorhanden; der sogenannte Status typhosus wurde gänzlich vermißt, nur ein Kranker war benommen (s. u.), und die Fieberkurven gaben keine Anhaltspunkte.

Auch der am 14. 12. 12 erfolgte Todesfall (aufgenommen am 3. 12. 12) hatte ein völlig unregelmäßiges Fieber gehabt; die Benommenheit war auf die physikalisch nachweisbare Lungenentzündung bezogen worden. Leider wurde der Weigerung der Angehörigen nachgegeben und die Leichenöffnung unterlassen.

Klinisch wies somit die Epidemie auf die Gruppe der Erkältungskrankheiten hin, und wahrscheinlich hat es sich auch bei mehreren der Frühaufnahmen von vornherein nicht allein um Typhus gehandelt.

Ungefähr mit dem 15. 12. 12 änderte sich das Krankheitsbild, und am 16. 12. 12 wurden zuerst Typhusstühle und Roseolen beobachtet, aus denen der Nachweis von Typhusbazillen gelang.

Der Krankheitsbeginn der späteren Zugänge.

Die bei den Kranken gemachten Erhebungen über die Inkubationszeit und die ersten Krankheitstage weichen in ihren Ergebnissen so sehr voneinander ab, daß ihnen nur ein bedingter Wert beigemessen werden darf. Immerhin waren in einigen Fällen die Angaben über erstmaliges subjektives Krankheitsgefühl so bestimmt, anderseits war das Krankheitsbild bei der Lazarettaufnahme bereits so voll entwickelt, daß man ohne weiteres mit einem schon längere Zeit bestehenden Fieber rechnen mußte, ohne gerade von einem Typhus ambulans zu sprechen. Da aber genaue Angaben über den Fieberbeginn fehlen, so kann als sicherer erster Krankheitstag nur der Tag der Lazarettaufnahme angenommen werden; es ist aber im folgenden neben den Zahlenangaben, die sich auf diesen Tag beziehen, vielfach in Klammer eine Zahl hinzugefügt, in welcher der Fieberzeit oder der gesamten Krankheitszeit die durch Anamnese erhobene Initialzeit hinzuaddiert ist.

Diese Zeit des subjektiven Krankheitsgefühls dauerte (für die Kranken der Station B) durchschnittlich bis zur Krankmeldung 6,3 Tage, bis zur Lazarettaufnahme 7,5 Tage.

Die vor der Lazarettaufnahme als Initialsymptome geschilderten Gesundheitsstörungen waren bei den späteren Zugängen die üblichen: Mattigkeit, Frösteln, Appetitlosigkeit, Durst, Kopfweh. Auffällig ist, daß mehrfach über Krankheitsbeginn mit Durchfällen und Erbrechen berichtet wird, fernerhin recht häufig über das Gefühl von Trockenheit und Wundsein im Halse, das sich sogar zu Halsschmerzen steigerte. Wahrscheinlich ist hierin eine Art der beim Typhus wohlbekannten initialen Angina zu sehen, die aber in einzelnen Fällen das Bemerkenswerte bot, daß sie bereits 14 Tage vor sonstigen erheblichen Symptomen auftrat. Über Schüttelfröste, heftigere Leibschmerzen, wurden keine Angaben gemacht.

Ganz allgemein gesagt, sind nun die Initialerscheinungen nicht schwer gewesen. Vielfach fühlten sich die Betroffenen nicht veranlaßt, ärztliche Hilfe in Anspruch zu nehmen, sie nahmen an, daß ihre Beschwerden bald vorübergehen würden, bis gegen Mitte Dezember durchweg das Krankheitsgefühl so stark wurde, daß es die Befallenen zum Arzt führte.

Im weiteren Verlauf kamen fast alle Zugänge — und es sind dies an 80% der Epidemie — bereits hoch fiebernd, dem klinischen Bilde nach schon im Anfang der Kontinua befindlich (vergl. Kurven) in das Lazarett, so daß für diese Fälle über Prodrome und Krankheitsbeginn keine objektiven Angaben gemacht werden können. Die wenigen sehr frühzeitig Aufgenommenen boten in dieser Hinsicht nichts Bemerkenswertes.

Die Frage nach dem Anfang des ersten Krankheitsgefühls wurde übrigens in der verschiedenartigsten Weise beantwortet. Zugänge des gleichen Tages, etwa des 18. 12. 12, datierten den Beginn ihrer Erkrankung teils auf die letzten Novembertage, teils etwa auf den 15. 12. 12 zurück, bei klinisch völlig gleichem Krankheitsbild.

Wenn dies auch eine bekannte Erscheinung beim Typhus ist, so muß doch noch eine zweite, auch sonst wichtige Erklärung für diese Verschiedenheit hinzugezogen werden. Gleichzeitig mit dem Beginn der Epidemie waren nämlich in der Kaserne sehr zahlreiche Erkältungskrankheiten, Anginen, Luftröhrenkatarrhe, infolge der vorhergegangenen intensiven Kälteperiode aufgetreten, und manche Angaben über die Initialzeit des Typhus müssen wohl auf diese Erkältungskrankheiten bezogen werden.

Krankheitsdauer.

Am 14. 12. 12 forderte die Epidemie ihr erstes, am 6. 6. 13 ihr letztes Opfer; am 27. 12. 12 wurden die ersten Rekonvaleszenten nach teilweise nur neuntägigem Lazarettaufenthalt in das Hilfslazarett entlassen, am 19. 5. 13 verließ der letzte Genesende das Hanauer Lazarett, in dem er 153 Tage gelegen hatte.

Der in den folgenden Darlegungen benutzte Begriff der Krankheitsdauer bezieht sich auf den Aufenthalt im Lazarett Hanau, oder, (eingeklammert) auf die Dauer des Zeitraums zwischen dem ersten Krankheitsgefühl und der Lazarettentlassung. Sie betrug durchschnittlich 45 (52) Tage.

Für die Überführung aus dem Lazarett in das Hilfslazarett ist in dem späteren Verlauf der Epidemie das klinische Moment der Genesung und genügenden Erholung verbunden mit dem einmaligen bakteriologischen Nachweis der Nichtinfektiosität der Entleerungen maßgebend gewesen — die weiteren Untersuchungen des Stuhls und Urins sind im Hilfslazarett vorgenommen worden. Im Beginn der Epidemie war das anders. Die Notwendigkeit, die gewaltig überlegten Lazaretträume zu entlasten, führte uns dazu, die leichtesten Fälle anfänglich fast unmittelbar nach erfolgter Entfieberung und einmaliger negativer bakteriologischer Untersuchung in das Hilfslazarett zu entlassen, zu einer Zeit, in der man erst von beginnender Erholung sprechen konnte. Für diese Fälle wird also die durchschnittliche Krankheitsdauer nach den Lazarettzahlen zu gering angenommen sein. Am 1. Februar wurde das Hilfslazarett geschlossen. Die Rekonvaleszenten der späteren Zeit hatten demnach relativ eine größere Erholungszeit im Lazarett durchmachen müssen. Es ist nicht angängig, die Zeit im Hilfslazarett zu der Krankheitsdauer hinzuzurechnen, denn die hing vorwiegend von den bakteriologischen

Untersuchungen ab, richtete sich also nach seuchehygienischen und nicht nach klinischen Gesichtspunkten.

Verlegungen nach anderen Lazaretten zur Weiterbehandlung von Komplikationen, Ohrenleiden usw. sind als Entlassungen gerechnet, ebenso ist nicht berücksichtigt, daß ein Teil dienstfähig entlassen, aber zunächst in die Heimat beurlaubt, ein anderer Teil als erholungsbedürftig in Genesungsheime oder Badeorte geschickt wurde. Es würde verkehrt sein, die daraus sich ergebenden Daten der Krankheitsdauer zuzurechnen. Sicherlich ist von den leichtest Kranken eine ganze Anzahl auf Erholungsurlaub geschickt worden, ohne eigentlich noch besonders erholungsbedürftig zu sein. Wieder andere hatten sich nach der Lazarettentlassung bis zur Aufnahme ins Genesungsheim oder bis zu ihrer Beurlaubung schon derart erholt, daß sie wieder dienstfähig gewesen wären, nur konnte das im einzelnen nicht festgestellt werden.

Allgemeines; Fieberverlauf.

Der allgemeine Typus der Hanauer Erkrankungen wich nicht erheblich von dem gewohnten Bilde des Typhus ab. Im Beginn fiel, wie bereits erwähnt, als Besonderheit wohl auf, daß Luftröhren- und Bronchialerscheinungen frühzeitig vorwalteten, auch die Anginen eine recht prägnante Rolle spielten. Es wurde auf den Sälen viel gehustet und entsprechend über Hals- und Brustschmerzen geklagt. Später verwischte sich das, und mit wenigen Ausnahmen bildete sich das gewohnte Bild des Typhus heraus.

Es ist bekannt, daß die typische Lehrbuchkurve Wunderlich's recht selten zu finden ist. Uns selbst ist sie auch in anderen großen Epidemien in ausgeprägter Form keinmal aufgefallen. Was aber dieser Kurve ihren bleibenden Wert verleiht, ist, wie auch die Hanauer Epidemie lehrte, daß man alle abweichenden Formen doch immer in eine Beziehung zu ihr bringen kann, ferner, daß fast jede Kurve wenigstens Teile aufweist, sei es im Fieberanstieg, die der Wunderlich'schen Kurve entsprechen, und daß der Gesamtverlauf der Krankheit meist dieser schematischen Fieberkurve parallel geht.

Man möge weiter nicht vergessen, daß auch die Therapie mit Bädern oder Medikamenten den Fieberverlauf beeinflußt und zu Abweichungen vom Normaltyp bringt. Dieser therapeutische Einfluß zeigt sich bei dem einen Kranken stärker als bei dem anderen. Es ist dies vielfach in konstitutionellen oder sonstwie unbekannten Ursachen begründet, dann aber auch in der einfachen Tatsache, daß die Zeit, in welcher die Kranken gemessen werden, nicht immer in den gleichen Beziehungen zu den Mahlzeiten, zur Arzneieinnahme oder voraufgegangenen Bädern steht, weil nicht für jeden Kranken ein eigener Wärter und ein eigenes Thermometer verfügbar sein können.

Die gegen Ende der Kontinua und im Stadium der steilen Kurven mehrfach gesehene Umkehr der Tagesschwankungen der Körperwärme ist wenigstens nicht gut anders als durch unsere Therapie zu erklären (vgl. Kurve 1).

Es war übrigens stets sehr deutlich, daß innerhalb der Kontinua ein Fieberabfall von 40⁰ auf 38⁰ durchaus nicht von subjektiver Besserung begleitet war, während sich dies gegen Ende der Krankheit derart aufdrängte, daß ein Fieberabfall mit gleichzeitiger Besserung des Allgemeinzustandes (Puls, Benommenheit, Appetit, subjektives Befinden usw.) uns stets als Zeichen dafür galt, daß das amphibole Stadium nunmehr begonnen hatte.

Natürlich gab es alle möglichen Sonderformen von Kurven, die sich über Krankheitszeiten der verschiedensten Ausdehnung erstreckten. Auf diese Abweichungen wird im einzelnen unten eingegangen werden, es sei hier nur bemerkt, daß abgesehen vom Typhus afebrilis Fieber von 1- bis 84 (87)tägiger Dauer beobachtet wurde und daß durchschnittlich das Fieber im Lazarett 13,3 Tage anhielt. (Ohne Mitrechnung der Rezidive.)

Die Temperaturhöhen überstiegen in der Kontinua selten 40,5⁰, und auch eine längere Reihe von Abendtemperaturen von 40⁰ wurde nur bei ausgesprochenen und schweren Fällen beobachtet, während es auch andererseits recht schwere Typhen gab, die 39,5⁰ nur selten überschritten. Die Kranken hatten, wie schon bemerkt, die hohen Temperaturen vielfach bereits bei der Aufnahme, es wurde aber auch gesehen und zwar besonders bei den leichteren Fällen, daß die Messungen des Einlieferungstages später nicht mehr erreicht wurden (Transporttemperaturen).

Die Kontinua der schwereren Fälle bot wenig Bemerkenswertes, tiefe Fieberabfälle während des Bestehens derselben wurden mehrfach beobachtet, waren aber niemals mit gleichzeitigen Kollapsen verbunden.

Schwere Schwächeanfälle mit Schüttelfrösten kamen dreimal bei demselben Kranken vor (Gl. Kurve 2) und zwar zuerst gegen Ende der dritten, dann Ende der fünften und in der siebenten Woche eines schweren, ganz unregelmäßigen Typhus. Nach dem letzten Schüttelfrost sank die Körperwärme innerhalb einer Stunde wieder auf 36⁰ und blieb von da an regelrecht. Ein Grund für diese Erscheinungen konnte nicht ermittelt werden.

Das oft beschriebene Unregelmäßigwerden der Temperaturen am Ende der Kontinua zog sich oft ziemlich lange hin und erst die obenerwähnte Besserung des Allgemeinbefindens bei niedrigeren Temperaturen wies auf den Beginn des amphibolen Stadiums hin.

Nach der Entfieberung wurden fast bei einem Drittel der Fälle vereinzelte unternormale Temperaturen gemessen; ein deutliches, mehrtägiges Stadium subnormaler Körperwärme wurde aber nur bei wenigen Kranken beobachtet.

Recht häufig dagegen schloß sich an die steilen Kurven nach anscheinend vollendeter Entfieberung ein Stadium von 2 bis 8 Tagen und mehr an, in welchem die Morgentemperaturen 36,8°, die Abendtemperaturen 37,2° (sämtliche Messungen axillar) erreichten und zunächst als normal aufgefaßt wurden. Erst daran anschließend kehrten die Temperaturen auf die für den betreffenden Kranken normalen Werte von 36,4° und 36,8° abends zurück, um auf diesen Höhen zu bleiben. Sicherlich muß diese Zeit der „hochnormalen Temperaturen" zum typhösen Krankheitsprozeß gerechnet, ihr Vorhandensein als Zeichen der noch nicht beginnenden Rekonvaleszenz betrachtet werden. Ein derartiger Temperaturverlauf wurde besonders bei mittleren und leichten Typhen gesehen.

Bei einigen schwereren Fällen schloß sich an die steilen Kurven ein längeres Stadium an, in dem die Temperaturen morgens 37,0° und abends 37,8° bis 38,0° erreichten, ohne daß für diese Fiebersteigerungen Gründe gefunden werden konnten. Es wurde dabei besonders auf Tuberkulose gefahndet, aber ohne Erfolg, und schließlich stellten sich auch hier ganz allmählich normale Temperaturen ein.

Die posttyphösen Normaltemperaturen waren in unkomplizierten Fällen, falls keine gröberen Störungen oder Rezidive den Gang der Körperwärme veränderten, innerhalb des Lazaretts ganz allgemein von auffälliger Regelmäßigkeit, so daß durch Wochen die jedesmaligen Morgentemperaturen die gleichen Höhen hatten, ebenso die Abendtemperaturen. Sicherlich liegt dies zum Teil daran, daß die bekannten Störungen durch Besuchstage, Diätfehler usw., bei uns fortfielen, andererseits es sich auch um oft recht vorgeschrittene Rekonvaleszenten handelte, die nur aus militärhygienischen Gründen noch im Lazarett gehalten wurden.

Die einzelnen Verlaufsformen.

Leider störte, wie schon oben hervorgehoben, unsere Unkenntnis der Daten des Krankheitsbeginnes auch die Beurteilung des Krankheitsverlaufs: Soll man einen Mann, der im Lazarett nur einen Tag gefiebert, aber vorher sich schon 14 Tage recht elend gefühlt, wenn auch nicht krank gemeldet hat, als Typhus levissimus oder ambulans oder als mittelschweren Fall auffassen? Beweisend ist für uns nur das, was wir im Lazarett gesehen haben, und nur nach diesem Grundsatz ist die Einteilung gemacht worden. So gibt uns die Fieberkurve die hauptsächlichsten Fingerzeige für die Registrierung, ohne daß sie indessen, wie das vielfach geschieht, zum alleinigen Einteilungsprinzip erhoben wurde. Zuweilen mußten daher Fälle von z. B. dreizehntägiger Fieberdauer als leicht, von zehntägiger Fieberdauer als mittelschwer angesehen werden, je nach dem Allgemeinzustand.

Von dem Begriff der abortiven Verlaufsformen konnten wir kaum Gebrauch machen. Sicher haben wir Typhusfälle gesehen, die mit 40° eingeliefert, am folgenden Tage nur noch niedriges Fieber hatten und bald fieberfrei waren. Wieviel indes von den anfänglich schweren Erscheinungen auf Rechnung des Transports und der mit der Lazarettaufnahme verbundenen Aufregung zu setzen war, ist kaum zu entscheiden. Fälle, die etwa drei Tage lang fieberten, bei schwerem Allgemeinzustand, dann am 3. bis 6. Tage fieberfrei wurden und sich wohl fühlten, haben wir aber nicht gesehen. Immerhin kamen einige, anscheinend schwere, längere Zeit hochfiebernde Fälle unerwartet schnell zur Besserung. (Abkürzung der Entfieberung.) Man kann sie wegen der beträchtlichen Kontinua nicht als abortiv bezeichnen, sie hatten aber zweifellos eine gewisse Ähnlichkeit mit den abortiven Formen der Lehrbücher.

Auch der Begriff des Typhus ambulans spielte bei uns keine Rolle. Daß ein Typhöser mit den ersten Krankheitserscheinungen noch umhergeht, arbeitet und dergleichen, ist eine alltägliche Beobachtung. Schließlich wird er aber doch bei schwerem Typhus zur Bettruhe gezwungen, und ein Soldat, von dem allermeist ein erhebliches Tagesquantum von Anstrengungen verlangt wird, mit geringer Erholungszeit und wenig Bequemlichkeiten außerhalb der Schlafenszeit, wird wahrscheinlich sich noch eher krank melden als ein freilebender Patient. Auf der anderen Seite scheint es gezwungen, einen Typhus levissimus, ein leichtes, typhöses Unwohlsein, darum als Typhus ambulans zu bezeichnen, weil es den Befallenen nicht bettlägerig gemacht hat. Verlangt man zur Diagnose des Typhus ambulans, daß zum mindesten ein großer Teil einer ernsteren Typhuserkrankung außerhalb des Krankenbettes erledigt wird (vgl. die Fälle der Lehrbücher, in denen z. B. bei einer Peritonitisoperation zufällig Typhusgeschwüre entdeckt wurden), so haben wir keine derartigen Fälle gesehen.

Die im folgenden des Näheren abgehandelten Verlaufsformen von 240 Typhusfällen beziehen sich auf die primäre Kurve; die Verlaufsart der Rezidive ist hierbei nicht berücksichtigt und nur ihre Zahl angegeben. Der Anteil der einzelnen Verlaufsformen stellt sich für die Hauptgruppen prozentual folgendermaßen:

maligne	schwere	mittelschwere	leichte Fälle
4,2 %	35,4 %	24,6 %	35,8 %

(Die in den beiden Stationseinzelberichten aufgestellten Zahlen sind untereinander recht übereinstimmend.)

A. Typhus gravissimus (foudroyanter, maligner Verlauf).
10 Fälle.

Als Charakteristikum dieser Verlaufsform drängte sich dem Beobachter auf, daß der Typhus selbst und nicht eine seiner Komplikationen, oder Entkräftung den Tod herbeiführte. Bei allen diesen

Fällen waren die Lungen in Form ausgesprochener Pneumonien stark beteiligt, doch findet sich das wohl bei jedem malignen Typhus. Im übrigen boten sieben von ihnen das bekannte schwere Bild frühzeitiger hoher Pulsfrequenz, schwerer Delirien, Cyanose, Dyspnöe. Bei vieren hatten die pneumonische Dyspnöe einen besonders bedrohlichen Charakter: sie war bei mäßiger Beschleunigung tief, pausenlos, laut, fast tönend, „wie das Atmen des gehetzten Wildes", ähnlich der Atmung im diabetischen Koma oder bei schwerstem Scharlach.

Unter diesem ist (ausnahmsweise) ein malignes Typhusrezidiv mitgerechnet, bei dem sich die ungünstige Prognose in auffälliger, frühzeitiger Blässe bemerkbar machte. (Tod am 13. Tage des Rezidivs).

Bei den drei übrigen Kranken bildete sich der schwere Charakter des Typhus nicht in den ersten Lazarettagen, sondern erst nach einer Woche heraus; bei einem von ihnen (Nf.) stand nach einer Periode wilder Delirien eine schwerste Herzschwäche im Vordergrund (vgl. Pathol.-anat. Teil, Herz), bei einem anderen gab neben sonstigen Symptomen schwerer Typhusinfektion ein gewaltiger, nur vorübergehend zu beseitigender Meteorismus das Vorsignal zu dem 48 Stunden später erfolgenden Tode.

Da die Krankheitsdauer der letzt erwähnten drei Fälle ziemlich erheblich ist, paßt der Ausdruck „foudroyant" als generelle Bezeichnung dieser Gruppe schlecht, aber gerade Nf., der 26 Tage in Lazarettbehandlung war, ähnelte so durchaus den foudroyanten Fällen, daß die Zusammenfassung als Typhus gravissimus oder malignus gerechtfertigt erscheint. (S. a. Schottmüller, Beob. 5. S. 408 in Mohr und Staehelin, Handbuch der inneren Med. Bd. I; die typhösen Erkrankungen).

Für diese Form gibt unsere an 10 Fällen gewonnene Erfahrung eine durchschnittliche Krankheitsdauer von 12,8 (21,9 Tagen).

B. Schwere Typhen.

85 von den 240 Hanauer Erkrankungen = 35,4% nahmen einen schweren Verlauf. Die durchschnittliche Fieberdauer in dieser Gruppe betrug 26,2 (31,8) Tage, der Lazarettaufenthalt dauerte im Mittel 77,5 Tage. Rezidive kamen bei 26 von den 85 Typhen vor.

Aus dieser Gruppe heben sich zunächst 44 Fälle heraus, die man als schwere Normaltyphen bezeichnen kann, deren Fieberkurve der Normalkurve nahe kam, und bei denen sich alle oder fast alle der vielen klassischen Typhussymptome fanden. Die Prognose war insofern sehr günstig, als der Puls sich dauernd niedrig hielt, die Lungenerscheinungen nicht bedrohlich wurden, und keine schweren

Delirien vorkamen. Die Todesfälle waren nicht in der Typhusinfektion selbst begründet: dreimal war Perforationsperitonitis, einmal Diphtherie die Todesursache, einmal Sepsis im Rezidiv.

16 andere Fälle machten anfänglich einen recht schweren Eindruck, so daß man bei einigen fast an einen Typhus gravissimus denken konnte, aber der Verlauf war insofern doch günstig, als Teile der Fieberkurve abgekürzt, einzelne Stadien der Krankheit zusammengedrängter erschienen. Meist betraf diese Abkürzung die Entfieberung, und diese fast abortive Besserung war um so eindrucksvoller, als mehrere dieser Typhen wegen ihrer schweren Delirien oder stärkeren Pneumonieen zeitweise recht bedenklich erschienen, trotz des kräftigen langsamen Pulses.

Wieder andere Typhen, 9 an der Zahl, verliefen von vornherein schwer und später protrahiert. Meist waren es Erkrankungen einzelner Organe, die als Ursache des langdauernden Fiebers angesprochen werden konnten: Pneumonien, Mittelohreiterungen, Kehlkopfgeschwüre usw.; mehrfach waren aber solche besondere Lokalisationen nicht zu finden. Die Kurven dieser Fälle zeigen meist eine Neigung zu tiefen Remissionen (Pyramidonwirkungen?) zu allen Zeiten des Krankheitsverlaufes (vgl. Kurve 1 und 2). Als Ursache der drei Todesfälle finden wir: einmal Peritonitis nach Spätperforation am 35. Lazarettag, einmal Sepsis als Folge eines Rezidivs am 77. Lazarettag, einmal Hämoptoe (Tuberkulose?) nach Rezidiv und Empyem am 172. Lazarettag, einmal Miliartuberkulose nach Rezidiv und Empyem am 108. Lazarettag.

Besonders schwer verliefen auch die 16 Typhen, bei denen die Kontinua erst nach zwei Wochen erreicht wurde, zuweilen sogar, nachdem erst eine kurze, vorübergehende Besserung eingetreten war. Bei einigen hatte die Kurve fast den Charakter eines Nachschubs, nur fehlte während des Fieberabfalles jegliches Gefühl subjektiver Besserung. Die Kontinua zog sich ebenfalls sehr lange hin, manchmal unter mehreren neuen Roseolaschüben, und die Entfieberung verzögerte sich. Pneumonien, Otitiden, Abszesse, Empyeme, Neuritiden, äußerste Abmagerung bezeichnen die Folgeerscheinungen dieser Typhen, die wochenlang zwischen Tod und Leben schwebten. Ein Todesfall an Darmblutung am 27. (38.) Krankheitstage (Kurve 3) ist für diese Verlaufsform zu verzeichnen.

Die primär mittelschweren und leichten Fälle.

Zusammenfassend ist zunächst zu bemerken, daß hier die anfängliche Prognosestellung uns nicht getäuscht hat. Wir haben das Glück gehabt, daß kein mittelschwerer oder leichter Typhus an Darmblutung, an Perforation oder an Nachkrankheiten zu Grunde gegangen ist und daß nur ein Rezidiv tödlich, fast alle übrigen leicht verlaufen sind.

C. Mittelschwere Typhen.

In diese Kategorie zählen 59 Fälle = 24,6 %. Die durchschnittliche Fieberdauer betrug 14,5 (20) Tage, der Lazarettaufenthalt im Mittel 43,5 Tage. Rezidive wurden bei 11 Fällen gesehen.

Einige dieser Typhen verliefen etwas schleppend, aber im übrigen waren die Gesamterscheinungen niemals irgendwie ernsterer Natur, die Komplikationen und Nachkrankheiten selten erheblich.

D. Leichte und leichteste Typhen.

86 Fälle = 35,8 % gehören dieser Gruppe an, mit einer durchschnittlichen Fieberdauer von 5,4 (10,2) Tagen. Der Lazarettaufenthalt dauerte im Mittel 17,6 Tage. Rezidive kamen bei 9 Fällen vor.

Ein Teil dieser Typhen ist vor der Lazarettaufnahme einige Tage im Revier gewesen und war im Lazarett fieberfrei, bei einigen hat aber augenscheinlich niemals Fieber bestanden. (Kurve 4.)

Nach unseren Lazarettkurven haben wir entsprechend der üblichen Einteilung 52 mal Tyhus levis mit etwa 8 Fiebertagen zu verzeichnen, 26 mal Typhus levissimus mit etwa 2,5 Fiebertagen und 8 mal einen Typhus afebrilis.

Bei den Fällen von Typhus levis war bei meist niedrigem Fieber doch durchaus das Bild des Typhus, nur in leichter Form gegeben, und bei sorgfältiger Untersuchung konnten die wichtigsten Symptome, Roseolen, Milzschwellung, dikroter Puls stets gefunden werden, öfters auch eine mäßige Bronchitis. Für die Gesamtgruppe der leichtesten und fieberlosen Fälle gilt, daß das Fieber, wenn vorhanden, nur ausnahmsweise 39⁰ überschritt, der Puls nur wenig gesteigert, das subjektive Krankheitsgefühl nicht erheblich war und daß die objektiven Symptome schwach entwickelt waren oder fehlten. Aber auch in dieser Gruppe waren allermeist Pulsdikrotie, Milzschwellung und wenn auch spärliche Roseolen zu finden, während z. B. die Durchfälle weniger ausgesprochen waren. Nach der Entfieberung trat sofort die Erholung ein und nennenswerte Störungen der Rekonvaleszenz in Form von Darmblutungen, Kollapsen usw. sind nicht gesehen worden.

Aber doch nur bei wenigen hat es sich um kurz dauernde unerhebliche Krankheitszustände gehandelt, wie sie außerhalb einer Epidemie bei oberflächlicher Untersuchung leicht in ihrer Art verkannt werden, und die einen Soldaten nicht zur Krankmeldung veranlassen würden. Bei einigen war allerdings die Typhusdiagnose nur bakteriologisch oder serologisch zu stellen.

Puls und Kreislauf.

Da die bekannte Tatsache der relativen Pulsverlangsamung beim Typhus nur Ausnahmen bei sehr jungen, sehr alten oder anderweitig erkrankten oder endlich bei malignen Typhusfällen hat, so konnte diese Pulsverlangsamung bei dem Soldatenmaterial der Hanauer Epidemie durchweg festgestellt werden. 80—92—100 Pulse waren die Regel, die Morgenzahlen betrugen meist 72 bis 84, und wir konnten bestätigt finden, daß eine dauernd stärker erhöhte Pulsfrequenz eine prognostisch nicht günstige Bedeutung hat. War die Pulsfrequenz in den ersten zwei Krankheitswochen einmal für 48 Stunden anhaltend über 120 gestiegen, so war das Schicksal des Kranken entschieden.

Steigerungen der Pulsfrequenz auf 100 wurden auch bei einigen leichten oder mittelschweren Typhen gefunden. Es handelte sich da um kleine, etwas schwächliche Individuen. — Stärkere Pneumonieen gingen stets mit Erhöhung der Pulsfrequenz einher, ebenso Peritonitis und Darmblutung.

Bemerkenswert ist eine dauernde Pulsbeschleunigung auf 110 bis 120 bei einem recht schweren, aber schnell lytisch endigenden Typhus eines Neurasthenikers (Edt.).

Auch bei einem anderen, an sich nicht übermäßig schweren Typhus, der aber mit lebhaften Delirien verlief (Ks.), war die Pulsfrequenz dauernd auf 110 gesteigert. Wahrscheinlich hing dies mit einer Vasomotorenschädigung zusammen; denn während der Fieberhöhe und im Beginn der Entfieberung bestand bei ihm eine ganz auffällige Zyanose des Gesichts, die nicht genügend durch die wenig ausgebreiteten pneumonischen Erscheinungen erklärt war.

Daß ein dauernd relativ verlangsamter Puls auch bei sonst schweren Symptomen gegen eine ganz schlechte Prognose spricht, bewies der schließlich günstige Ausgang bei We., der bei schwerster Unbesinnlichkeit, Delirien, allgemeiner Muskelunruhe, Darmblutungen, parenchymatösen Blutungen aus Hautgeschwüren, Pneumonie, Kehlkopfgeschwüren während eines protrahierten, sehr schweren Verlaufes dauernd bei gutem langsamen Puls blieb, der erst in den späteren Krankheitsstadien über 100 stieg.

Gegen das Ende länger dauernder Typhen stieg die Pulsfrequenz regelmäßig an; während der steilen Kurven protrahierter Fälle waren Zahlen von 110 bis 120 nicht ungewöhnlich und blieben bei diesen Typhen oft lange in der Rekonvaleszenz bestehen, ohne daß sie ein Anzeichen eines kommenden Rezidives gewesen wären. Blieb nach kürzeren Typhen der Puls frequent, so war nach alter Erfahrung ein

Rezidiv zu erwarten, nach dessen Beginn in den ersten Fiebertagen der Puls manchmal von etwa 92 auf 80 sank.

In einem Falle von langdauernder, während des Fiebers anhaltender Gelbsucht bei schwerem Typhus blieb der Puls stets über 100, eine ikterische Verlangsamung war nicht festzustellen.

Die Doppelschlägigkeit des Pulses ist ebenfalls bei kräftigen Männern im Alter von 20 Jahren ein äußerst prägnantes Symptom. Zahlen über die Häufigkeit der Pulsdikrotie aufzustellen, ist mißlich, da das Fühlen derselben von der persönlichen Übung abhängt. Auf der Station A wurde bei den meisten Kranken, auf der Station B bei 114, also 87%, doppelschlägiger Puls gefunden und zwar, abgesehen von 4 Fällen, schon in der Zeit vom 17. bis 20. Dezember, am wahrscheinlichen Ende der ersten Krankheitswoche. Es ist aber darauf hinzuweisen, daß bei einigen, nach ihren Angaben und nach der Fieberkurve frühzeitig Aufgenommenen die Dikrotie schon in den ersten Fiebertagen fühlbar war.

Gerade im Anfang war die Dikrotie eine wichtige Handhabe zur Aussonderung der diagnostisch unsicheren Fälle. So hat sich z. B. kein Kranker mit deutlich dikrotem Puls bei dieser Epidemie als nicht typhös erwiesen, und umgekehrt hatten die als nicht typhös Erkrankten keine Dikrotie, während allerdings der Puls auch bei mehreren leichten und ausgesprochenen Fällen während der ganzen Krankheit nicht doppelschlägig wurde.

Über die Dauer der Dikrotie sind keine genaueren Beobachtungen gemacht worden. Bei den schweren Typhen verlor sie sich während der Entfieberung, oft auch früher, falls erhebliche Zunahme der Pulsfrequenz gegen Ende der Kontinua und im amphibolen Stadium auftrat. Es ist aber sehr bemerkenswert, daß bei den leichteren Fällen die Dikrotie öfters um einige Tage das Fieber überdauerte, zuweilen sogar in dieser postfebrilen Zeit erheblich deutlicher war als vorher. Überhaupt sind besonders ausgesprochene Dikrotieen mehrfach bei ganz leichten Typhen von nur 3—4 Fiebertagen festgestellt worden. Alles in allem ist daher der dikrote Puls ein Symptom, dessen diagnostische Wichtigkeit nicht genug betont werden kann.

Trikrotie wurde nur gelegentlich bei schwersten Komplikationen beobachtet.

Erhebliche Irregularität des Pulses wurde bei mehreren der tödlich endigenden Typhen in den letzten Lebenstagen gefunden, und in zwei Fällen, die mit kruppöser Lungenentzündung kompliziert waren (De. und Nl.). Leichte Pulsunregelmäßigkeiten waren öfters in der Rekonvaleszenz zu fühlen und verschwanden bei fortschreitender Erholung sehr bald.

Extrasystolen fanden sich bei Ws. während der Deferveszenz und der daran anschließenden Entwicklung eines Empyems, um später nach geschehener Operation und definitiver Entfieberung zu verschwinden.

Zu den mit der Pulsdikrotie verwandten vasomotorischen Erscheinungen gehören die Fälle von Zyanose, die durch gleichzeitige Pneumonieen nicht erklärbar waren. Dieses Symptom fand sich viermal. Einmal ist es bereits erwähnt (Ks.), und in genau gleicher Weise trat es bei Bn., Nl. und Wer. auf, alles recht schweren Pneumonikern. Daß aber diese Zyanose nicht lediglich durch die Pneumonie bedingt war, erhellt daraus, daß der mehr düsterrot-zyanotische Farbenton sich noch hielt, nachdem die pneumonischen Erscheinungen längst abgeklungen waren, der Husten sich verloren hatte.

In dieses Gebiet gehört überhaupt, wie die Station B berichtet, die Gesichtsfarbe, die dem Typhus der noch Zartwangigen eigentümlich ist und deshalb bei Soldaten oft beobachtet wird, manchmal auch eine Augenblicksdiagnose gestattet. Gemeint ist hier nicht die Kombination von deutlichem Sopor, Fuligo auf den Lippen und dem Zahnfleisch des offenstehenden Mundes, fibrillären Muskelzuckungen im Gesicht, halbgeschlossenen Augen usw., wie sie nur den halb- oder unbesinnlichen Schwerkranken zukommt und die als Facies typhosa bezeichnet wird, sondern jene, nicht minder charakteristische, wenn auch weniger imponierende und in den Lehrbüchern kaum vermerkte Veränderung des Gesichtes, die sich auch bei nicht Benommenen aus einer deutlichen fieberhaften, etwas düsteren, oft scharf abgegrenzten Wangenröte verbunden mit einem apathisch gleichmütig-ergebenen mimischen Ausdruck zusammensetzt. Diese Gesichtsveränderung fand sich vorwiegend bei mittleren und leichteren Fällen; denn bei den Schwerkranken beherrschten die Unruhe, im Anfang auch Schmerzen, später der Sopor und weiterhin die Abmagerung den Gesichtsausdruck, und höchstens während der Rekonvaleszenz fand man Züge, die an obige Schilderung erinnerten. Bei leichteren und mittleren Fällen war aber diese „Facies typhosa" recht häufig für die Gesichter der jungen, noch zarthäutigen Individuen mit gutgebräunten Wangen so charakteristisch, daß sie einem größeren Krankensaal ein direkt einförmiges Aussehen verleihen konnte. Sonderbarer Weise überdauerte diese Facies in vielen, vielleicht den meisten Fällen die Fieberzeit und war noch in den ersten Rekonvaleszenztagen zu sehen: Wie überhaupt bei leichten Typhusfällen ohne Zuhülfenahme des Thermometers oder des Hautgefühls allein aus dem Anblick schwer zu erkennen war, ob noch Fieber bestand oder nicht.

Die einzelnen Organe.

Herz.

Die klinische Ausbeute an Veränderungen des Herzens war gering. Krankhafte Herzerscheinungen fanden sich zwar öfters, aber soweit sie mit den gewöhnlichen physikalischen Methoden nachweisbar waren, trugen sie einen sehr verschwommenen Charakter, so daß es schwer hielt, sich von ihrem anatomischen Entstehen ein Bild zu machen; denn Verbreiterung des Spitzenstoßes, mäßige Verlagerung desselben, systolische Geräusche, auch leichte Verbreiterung der Herzdämpfung können durchaus auf länger dauerndes hohes Fieber allein bezogen werden.

So berichtet Station A, daß insgesamt bei 18 schweren, 4 mittelschweren und 6 leichten Fällen am Herzen Abweichungen festzustellen waren; viermal fand sich ein systolisches Geräusch an allen Klappen, zweimal eine leichte Verbreiterung nach links, in den übrigen Fällen systolisches Geräusch oder unreiner I. Ton an der Herzspitze. Meist zeigten sich diese Erscheinungen auf der Krankheitshöhe, 10 mal allerdings auch in der frühen Rekonvaleszenz. Nur einer dieser Fälle wurde wegen Herzmuskelschwäche dienstunbrauchbar.

Von erheblicher Bedeutung, wenigstens für die Dienstfähigkeit, waren Beschleunigungen der Herztätigkeit auf 100 bis 110, die noch Monate nach der Entfieberung feststellbar waren und für die ein physikalisch nachweisbarer Grund nicht zu finden war.

Es waren dabei jedesmal schwere Typhen (z. B. bei Wi.) nach 23 tägigem Fieber mit schwerer Pneumonie oder Kd. nach insgesamt 43 (61)-tägigem Fieber und Komplikation mit sehr ausgebreiteter Zellgewebseiterung, nach denen diese Beschleunigungen beobachtet wurden, und es ist sehr wohl möglich, daß es sich dabei nicht um nervöse oder toxische, sondern direkt myokarditische Störungen gehandelt hat. Daß sich auch diese Krankheitserscheinungen später meist zurückbilden, ist bekannt, und so ist auch bei keinem unserer Kranken die Dienstfähigkeit wegen des Herzleidens aufgehoben worden.

Anders war die Entstehung der Herzmuskelschwäche bei einem mittelschweren und zwei leichten Typhen, deren Pulsfrequenz während des Fiebers und der anschließenden ungestörten Rekonvaleszenz im Lazarett niemals über 92 gestiegen war:

Erst in der Spätrekonvaleszenz und nach Rückkehr vom Erholungsurlaub traten Herzklopfen, Pulsbeschleunigung auf 120 und Pulsunregelmäßigkeit auf, ohne daß am Herzen selbst krankhafte Veränderungen nachweisbar gewesen wären. In allen 3 Fällen wurde wegen Herzmuskelschwäche, die als Folge des überstandenen Typhus aufgefaßt wurde, die Dienstunbrauchbarkeit mit Versorgung anerkannt.

Kollapse.

Über einen Kranken, der drei schwere Kollapse mit anschließenden Schüttelfrösten durchmachte, ist bereits berichtet (S. 45). Bei zwei anderen Kranken war es sehr deutlich, daß Kollapse durch Geschwürperforationen veranlaßt und beide Male durch Aufrichten, einmal mit gleichzeitigem Pressen zum Stuhlgang ausgelöst waren.

Die Herzschwäche spielte im übrigen besonders bei den im frühen Stadium des Typhus Gestorbenen in den letzten Lebenstagen eine erhebliche Rolle, ohne daß sich an der Leiche stärkere makroskopische Veränderungen außer trüber Schwellung finden ließen.

Eine Ausnahme bildet Nf., dessen Puls in den letzten 3 Tagen vor dem Tode bei äußerst leisen Herztönen fast unfühlbar und auf über 120 gesteigert war (s. pathol. Teil, Herz und große Gefäße).

Bei Kr. schloß sich an ein Rezidiv zugleich mit frischer Tuberkelaussat eine septische Perikarditis an, die am 77. (87.) Krankheitstage zum Tode führte (vgl. pathol. anat. Teil, Herz).

Blut.

Untersuchungen der Blutbeschaffenheit, Blutzählungen, Feststellung der Lymphozytose usw. sind nur in einigen Fällen gemacht worden und haben keine bemerkenswerten Resultate ergeben. Die im späteren Verlaufe des Typhus und in der Rekonvaleszenz äußerlich sichtbare Anämie war durchaus nicht immer objektiv nachzuweisen; in einem solchen Falle von ausgesprochener allgemeiner Blässe wurden 4 500 000 roter Blutkörperchen mit 75 % Hämoglobin gezählt.

Bei Wa. wurde nach mehreren Darmblutungen noch ein Hämoglobingehalt von 80 % festgestellt, bei einem anderen Kranken (En.) allerdings nur von 60 %, zwölf Tage nach der letzten Darmblutung. Nach weiteren 25 Tagen war der Hämoglobingehalt wieder auf 95 % gestiegen.

Über den Nachweis von Bazillen im Blut s. u. Diagnose.

Milz.

Auch in der Hanauer Epidemie bot die Anschwellung der Milz eins der konstantesten Symptome, das nur in relativ wenigen und leichten (insgesamt 29 mal = 12,1 %) Fällen vermißt wurde. Nur bei zwei der nicht ganz leichten Typhen war die Milz nicht geschwollen. Mit Sicherheit war der Milztumor in 165 Fällen = 68,7 % fühlbar, 46 mal, also in 19,2 % war er nur perkutorisch nachweisbar oder unsicher fühlbar.

Es empfiehlt sich nicht, Zahlen über das erstmalige Auftreten und die Dauer des Milztumors zu geben, weil der Nachweis desselben durchaus nicht immer in gleichmäßiger Weise gelingt.

So sind auch die Zahlen, welche von den beiden Stationen über die Häufigkeit der Milzschwellung gegeben wurden, unter sich recht verschieden, je nach der Bewertung der Perkussion im Vergleich zur Palpation. Es kommt viel dabei auf Gewohnheit und Umgebung an.

Nur bei zwei Typhen waren im Beginn der Erkrankung Schmerzen in der Milzgegend vorhanden und dementsprechend war auch die Palpation schmerzhaft. Bei allen übrigen war der Milztumor unempfindlich.

Während der Entfieberung ging die Milzschwellung meist ziemlich schnell zurück, einigemale aber überdauerte sie die Entfieberung, blieb auch bis zum Rezidiv als Prophet eines solchen bestehen, ohne daß indessen jedesmal ein länger bestehender Milztumor ein kommendes Rezidiv angezeigt hätte.

Hn., Krankheitsgefühl seit 28. 11. 1912. Aufnahme am 4. 12. 1912. Mittelschwerer normaler Typhus. Am 18. 12. 1912 wurde zum ersten Male eine stark vergrößerte Milz gefühlt, die den Rippenrand um 3 bis 4 Fingerbreiten überragte. Fieberfrei am 29. 12. 1912. Da die Milz sich nicht verkleinerte, blieb H. trotz ausgezeichneter Erholung bei dauernder Bazillenfreiheit der Entleerungen noch einen vollen Monat zu Bett. Das erwartete Rezidiv blieb aber aus und H. wurde am 1. 2. 1913 bei noch um zwei Fingerbreiten den Rippenbogen überragender Milz ins Hilfslazarett entlassen. Bei einer Nachuntersuchung am 14. 2. 1913 war die Milz nicht mehr geschwollen. Eine Blutuntersuchung in der Rekonvaleszenz bei noch fühlbarem Milztumor hatte völlig normale Verhältnisse ergeben. Verdacht auf alte Malaria und dergl. bestand nicht.

In den Rezidiven, wenigstens den länger dauernden, wurde der Milztumor, falls er vorher verschwunden war, wieder nachweisbar und diente in sonst unklaren Fällen dazu, das Rezidiv neben einer fieberhaften Komplikation, z. B. Otitis media zu erkennen.

Äußere Bedeckungen.

Roseola.

Die Typhusroseolen imponierten auch in Hanau als charakteristisches Kardinalsymptom. Leider war es nicht immer möglich, einen Roseolafleck von einer entstehenden oder fast verheilten Aknepustel sofort zu unterscheiden; aber es blieben insgesamt nur 14 Fälle übrig, in denen auch im weiteren Verlauf über eine fragliche Roseolaeruption kein genaues Urteil gefällt werden konnte, während bei 172 Kranken, also 71,7 % ausgesprochene Roseolen nachgewiesen wurden und in 54 Fällen kein derartiger Ausschlag vorhanden war.

Die Bewertung des Ausschlags ist bei den beiden Berichterstattern etwas verschieden:

Station A bemerkt, daß irgend ein Verhältnis zwischen der Schwere des Verlaufes und der Stärke des Ausschlags nicht festgestellt werden konnte: einerseits waren mehrfach bei ganz leichten Typhen zahlreiche und deutliche Roseolen vorhanden, andererseits bei einigen schweren Fällen nur ganz vereinzelte. 7 der Typhen ohne Roseola waren allerdings klinisch überhaupt ganz symptomenfrei und nur bakteriologisch oder serologisch zu diagnostizieren.

Station B betont, daß das Vorkommen unsicherer Roseolen oder gar das völlige Fehlen derselben vorwiegend an die leichten und kurz dauernden Typhen, die auch sonst der Diagnose Schwierigkeiten bereiten, gebunden war; denn nur bei zwei mittelschweren und einem schwereren Typhus fehlte dieser Ausschlag, während die übrigen ausgesprochenen und schweren Fälle gut entwickelte Roseolen hatten. Es wurden aber auch bei einigen leichteren Fällen recht reichliche, sogar massenhafte Roseolen konstatiert.

Über die Zeit des Auftretens des Ausschlages ist nicht viel zu berichten. Auf der Station B war er in den Tagen des 17. bis 19. Dezember fast stets schon vorhanden, auf der Station A fand er sich 24 mal bereits bei der Aufnahme; bei den übrigen Fällen trat er nach einigen Tagen auf.

Es ist eine Einteilung des Ausschlags in seiner Reichlichkeit versucht worden, derart, daß als „spärlich" die Eruption bezeichnet wurde, die bei Entblößen des Rumpfes nicht sofort auffiel, sondern erst gesucht oder genauer betrachtet werden mußte, dann aber dem Kundigen als typisch imponierte. Als „deutlich" wurden die Roseolen bezeichnet, die ohne genauere Betrachtung sofort nach Entblößen des Bauches zu erkennen waren, als „reichlich" der durch besonders zahlreiche Flecken auffallende Ausschlag. In die erste Kategorie gehören 86 Fälle, die folgende zählt 80, die dritte 8 Fälle. Unter diesen letzten 8 treten 5 Typhen dadurch hervor, daß die Eruption bei ihnen mit einem nicht reichlichen Masernexanthem verglichen und verwechselt werden konnte. Keiner dieser 5 Fälle war leicht, einer ist gestorben; die Roseolen waren etwas größer als gewöhnlich, von dunkler Farbe, ziemlich stark erhaben und hielten sich länger als gewöhnlich. Was sie von einem Masernexanthem unterschied, war das Freibleiben des Gesichtes und die niemals vorhandene Konfluenz.

Zur Unterscheidung der frischen von etwas älteren Roseolen macht Station B auf ein Symptom aufmerksam, das sich auch bei den Masernflecken und den Varizellen findet. Es ist das Bestehen eines leicht anämischen Hofes um die erhabene rote Roseole (vgl. v. Pirquet, das Bild der Masern auf der äußeren Haut, Berlin 1913, S. 174). Man sieht diesen vielleicht 2 mm breiten blassen Hof am besten unmittelbar nach Zurückschlagen der Bettdecke und besser aus einiger Entfernung, ca. 75 cm, als aus unmittelbarer Nähe. Er kommt nur den frischen Flecken zu und schwindet nach 2 bis 3 Tagen (bei den Masern schon nach 1 Tage). Man kann durch dieses, übrigens wenig auffällige Symptom auch eine neue Roseolenaussaat zwischen älteren Eruptionen einigermaßen erkennen.

Bei einem Kranken mit masernartigen Roseolen (Br.) wurden auf einem 6×6 cm großen Fleck des Bauches nicht weniger als 24 Roseolen gezählt. Der Ausschlag war auf dem übrigen Rumpfe, den Oberarmen und Oberschenkeln fast ebenso reichlich, spärlicher dagegen an den Unterarmen, Unterschenkeln und garnicht vorhanden am Kopf, Händen und Füßen.

Der Typhus verlief schwer, protrahiert und war durch eine ausgebreitete Pneumonie kompliziert. Krankheitsgefühl war am 1. 12. 1912 aufgetreten und hatte am 15. 12. 1912 zur Lazarettaufnahme geführt. Der Ausschlag wurde zuerst am 17. 12. 1912 als zwar blasse, aber bereits masernähnliche Effloreszenzen gesehen. In den folgenden Tagen wurden dieselben dunkler und nicht mehr ganz wegdrückbar. Am 30. 12. 1912 konnte ein neuer Roseolenschub auf dem Rumpfe entdeckt werden, von gleicher Beschaffenheit. Der Ausschlag blieb bei Br. auffällig lange bestehen und blaßte erst zu Anfang Januar während der Entfieberung deutlich ab, ging aber gleichzeitig in einen mehr bräunlichen Farbenton über und war nicht mehr erhaben. Am 7. 1. 1913 dem 24. (38.) Krankheitstag wurde Br. fieberfrei, aber noch am 16. 1. 1913 konnte die oben genannte Roseolenzählung vorgenommen werden und noch am 13. 2. 1913 waren geringe Roseolenreste in Form leicht bräunlicher verwaschener Flecken vorhanden.

Es ist dies der einzige Fall, in dem der Ausschlag in seiner Form und Dauer erhebliche Abweichungen von der gewohnten Regel bot, und dieses fast zwei Monate lange Sichtbarsein des Roseolaexanthems verdient als größte Seltenheit hervorgehoben zu werden.

Im Allgemeinen dauerte der Ausschlag 5—8—10 Tage; das Auftreten in Schüben wurde durchaus nicht häufig beobachtet. Es machte im allgemeinen den Eindruck, als ob 2—3 Tage nach der Entstehung auch das Maximum der Ausbildung erreicht war.

Das als ominös bezeichnete livide dunkle Aussehen der Roseolen wurde nur einmal gesehen bei einem ziemlich schweren, aber durchaus typischen Typhus mit 23 (24) tägiger Fieberdauer.

Miliaria.

Miliariaauschlag fand sich in der Zeit der beginnenden Entfieberung oder später, somit nicht mehr gleichzeitig mit frischen, und nur 2 mal neben abgeblaßten Roseolen. Station A stellt fest, daß 14 mal unter 39 schweren Typhen, dagegen nur 2 mal bei den mittelschweren und bei keinem leichten Typhus Miliariabläschen zu finden waren.

Herpes labialis ist nur bei 3 Typhen gesehen worden; jedesmal wenig entwickelt.

Bezeichnender Weise entpuppte sich ein Beobachtungsfall mit reichlichem Herpes labialis nachher als nicht typhöse trockene Pleuritis.

Dekubitus. Ausgesprochener Dekubitus am Kreuzbein kam nur einmal vor, geringes Wundsein — fünfpfennigstückgroße Hautdefekte, meist aus Aknepusteln entstanden — 6 mal. Es waren das alles schwere Fälle, von denen aber keiner gestorben ist.

Furunkulose. Bei fünf Schwerkranken trat eine geringfügige Furunkulose im Fieberstadium auf, und bei 4 Fällen mußten größere Hautabszesse inzidiert werden. Einmal fand sich am Oberschenkel eine subkutane, fast hühnereigroße Anschwellung, die bei der Eröffnung nur Blutgerinnsel enthielt.

Impetigo.

Mit impetigoähnlichen Hautaffektionen, das eine Mal auf einem Handrücken, die anderen Male an den Fingern, wurden drei Leichtkranke eingeliefert; ein vierter Kranker hatte impetigoartige Pusteln auf der Vorderseite des Rumpfes. Die Heilung vollzog sich schnell unter Zinkpflastern.

Bei drei Schwerkranken machten uns aber derartige Hauterkrankungen, die im Gesicht auftraten, viel zu schaffen.

Es bildete sich bei ihnen in der Umgebung der Lippen („faule Ecken"), an den Ohren, der Nase und einmal an einer Schläfe krustöse, bis zehnpfennigstückgroße Geschwüre, die lange Zeit jeglicher Therapie trotzten. Nach Abweichen der Krusten fand sich unter ihnen Eiter, und die Krusten bildeten sich schnell wieder neu. Die schwer benommenen Kranken bohrten und pflückten ständig daran herum, und es kam infolgedessen zu häufigen Blutungen, welche die Kranken und ihre Bettwäsche beschmutzten, bei einem (We.) kaum gestillt werden konnten und so stark waren und so lange dauerten, daß sie dicke Lagen Verbandstoff durchtränkten. Sie waren, allerdings im Verein mit einer leichten Darmblutung, die Ursache einer deutlichen Anämie. Aus diesem Grunde wurde auch Gelatine subkutan eingespritzt, und von da an hörten diese Blutungen auf.

Daß eine Veränderung der Blutbeschaffenheit selbst dieser „temporären Hämophilie" zugrunde lag, erwies sich bei We. daraus, daß das ergossene Blut wenig Neigung zur Gerinnung zeigte und daß in der Umgebung der Gelatineinjektion sich eine ziemlich erhebliche Suffusion bildete.

Übrigens ist keiner der drei Schwerkranken gestorben; der Ausschlag ist mit Hinterlassung von pigmentierten Flecken geheilt.

Die bakteriologische Untersuchung des Eiters unter den Krusten hatte nur Staphylokokken ergeben.

Eitrige Nekrose des Unterhautzellgewebes.

Von ernsteren Folgen war eine Hauterkrankung bei dem Pionier Kd., der am 16. 12. 12 bereits in der Kontinua (Krankheitsgefühl seit 28. 11. 12) recht schwer krank eingeliefert wurde. Am 24. 12. 12 wurde eine erysipelähnliche handtellergroße Rötung am rechten Unterarm bemerkt, am 26. 12. 12. Fluktuation festgestellt und durch drei Einschnitte Eiter entleert, aus welchem Streptokokken gezüchtet wurden. Die mehrfache Untersuchung des Eiters auf Typhusbazillen blieb negativ. In der Folgezeit wurden noch vielfache und große Einschnitte zur Entfernung großer Fetzen des nekrotischen Unterhautgewebes nötig, bis der Prozeß, der die Haut fast des ganzen Unterarms und Oberarms unterminiert, aber die Muskulatur und, wie sich später genau zeigte, die Faszien intakt gelassen hatte, in der Nähe der Achselhöhle etwa am 7. 1. 13 zum Stillstand kam. Die häufigen Inzisionen nnd der sehr schmerzhafte Verbandwechsel mit Tamponade erforderten, so lange der Prozeß noch weiter schritt, jedesmal leichte Chloroformnarkose (12 mal!) und brachten im Verein mit dem recht schweren Typhus den Patienten sehr herunter. Am 4. 1. 13 war Kd. entfiebert, am 8. 1. 13 begann ein recht protrahiertes, bis zum 13. 1. 13 dauerndes Rezidiv, und während dieser ganzen Zeit zeigten die Wunden keine Neigung zur Heilung, waren mit schwammigen, sehr leicht und stark blutenden Granulationen, wie bei Skorbut, bedeckt, kleinere Kutisfetzen stießen sich nekrotisch ab, und erst im Februar konnte man von beginnender Heilung sprechen. Die Granulationsblutungen beim Verbinden, einmal auch spontan außerhalb des Verbandwechsels, waren so stark, daß am 16. 1. 13 eine Gelatineinjektion gemacht werden mußte, nach welcher die Blutungen nachließen. Die endgültige Heilung und die Rekonvaleszenz von dem schweren Typhus zogen sich sehr in die Länge, es war auch noch zweimalige Narkose nötig, um die bestehende Neigung zur Ellenbogenkontraktur zu bekämpfen, aber schließlich konnte Kd. am 19. 6. 13 mit noch muskelschwachem Arm und teilweise etwas adhärenten Narben, aber mit guter Gebrauchsfähigkeit und Beweglichkeit im Ellenbogengelenk zu einer Badekur in Wiesbaden entlassen werden. — Dienstunbrauchbar mit Versorgung.

Striae.

Einiges Interesse erweckte die Bildung von Striae bei Typhuskranken und Rekonvaleszenten. Sie wurden an ihren bekannten Lieblingssitzen, am Gesäß und der medialen Oberschenkelfläche dicht über dem Knie gefunden und nur in einem Fall (Kd.) außerdem in der Lenden- und Kreuzgegend. Sie wurden zuweilen schon im Fieber bemerkt, niemals aber vor der Zeit des Stadium descendens. Am ausgesprochensten waren sie in der Rekonvaleszenz besonders schwerer, stark abgemagerter Typhen und imponierten gelegentlich als fast fingerbreite und fingerlange, feuerrote Streifen. Es verdient aber hervorgehoben zu werden, daß auch nach einigen leichten Typhen diese Striae gesehen wurden.

Die Verlaufsrichtung war am Oberschenkel quer, auf dem Gesäß mehr in der Längsachse des Körpers. An den bei schnell sich entwickelnder Fettleibigkeit bekannten Lieblingssitzen, den Schultern und dem Unterbauch wurden Striae nicht beobachtet. Es kommt ihnen also zur nachträglichen Diagnose einer überstandenen fieberhaften Krankheit ein gewisser symptomatischer Wert zu.

Leider sind aus äußeren Gründen keine genaueren Feststellungen über die Häufigkeit der Erscheinung gemacht worden.

Verdauungswerkzeuge.

Mund- und Rachenorgane.

Nur in den Tagen des Hauptzuganges hatten fast alle höher Fiebernden und schwerer Kranken, auch wenn das Bewußtsein nicht getrübt war, den charakteristischen fuliginösen Zungen- und oft auch Zahnfleischbelag, sowie trockene, zuweilen aufgesprungene Lippen. Es lag dies an den anfänglich nicht ausreichenden Pflegekräften, verlor sich aber schnell unter geregelter Pflege.

In einigen wenigen, übrigens nicht leichten Fällen, war der Zungenrücken fast frei von Belag und auffällig glatt, fast ohne Papillen.

Zahlreiche miliariaähnliche helle Bläschen erschienen auf der bereits gereinigten frischroten Zunge eines Kranken (Be.), ganz ähnlich der Miliaria, die 14 Tage vorher auf der Haut aufgetreten war. Die Bläschen hatten Hirsekorn- bis Stecknadelknopfgröße und heilten in kurzer Zeit, ohne Veränderungen zu hinterlassen.

Eine sehr große Rolle spielte in der ersten Krankheitshälfte die Beteiligung der Rachenschleimhaut. Bei sehr vielen, darunter auch einigen leichten Fällen ist vermerkt: „Beginn mit Halsschmerzen, Schluckbeschwerden, Trockenheit im Halse“. Ebenso fand sich bei einer sehr großen Zahl im Beginn eine ziemlich intensive Rötung der Rachenschleimhaut und der Tonsillen, ohne erhebliche Anschwellung. Eine eigentliche Angina „Schlundenge“ wurde verhältnismäßig selten gesehen.

Station A berichtet, daß bei 34 von 109 Kranken Rötung, teilweise auch leichte Schwellung der hinteren Rachenwand vorhanden waren und zwar meist schon bei der Aufnahme, in nur 6 Fällen später. Bei 13 Kranken fanden sich Beläge, Stippchen, Pfröpfe oder mehr flächenhafte weißliche Auflagerungen.

In den schweren und schwersten Fällen war regelmäßig der Rachen mit einem zähen, durch Schlucken oder Gurgeln schlecht zu entfernenden Schleim erfüllt, der oft den Einblick sehr erschwerte.

Unter diesen heben sich eine Anzahl von Kranken heraus, deren Klagen und Beschwerden beim Schlucken besonders lebhaft und deren initiale Halsschmerzen auffällig stark waren. Es sind dies die Fälle, in welchen es später zu manchmal enorm schmerzhaften

Geschwürsbildungen im Rachen oder Munde

kam. Es wurde dies nur bei schweren und mittelschweren Fällen, zweimal auch bei schweren Rezidiven beobachtet, dagegen nicht bei Leichtkranken. Der Lieblingssitz dieser Geschwüre war oberhalb und vor den Tonsillen am Übergang der vorderen Gaumenbögen zum weichen Gaumen, einseitig oder doppelseitig (6 Fälle) und auf den

Tonsillen selbst (6 Fälle), doch kamen auch Lokalisationen am Zungenrande (1 mal), am Zahnfleisch (1 mal), am Zungenbändchen (2 mal) und auf der hinteren Pharynxwand (3 mal) vor, insgesamt also in 7,9 %.

Das erste objektive Symptom dieser Geschwüre waren stärkere Rötung und Schwellung, auch hämorrhagische Verfärbung eines Schleimhautbezirkes, auf dem sich ein bis zwei Tage später ein weißlicher, zuweilen netzartiger Belag fand, der am meisten Ähnlichkeit mit leichtem Soor hatte. Diese Beläge bereiteten uns wegen eines glücklicherweise vereinzelten Diphtheriefalles große Sorge. Schon nach zwei bis drei weiteren Tagen war aus dem Belag ein Geschwür geworden, dessen Grund eitrig belegt und dessen Rand meist etwas wallartig erhaben und gerötet war. Die Schmerzhaftigkeit war jetzt am größten und stärksten und hielt sich noch eine weitere Woche, in der auch das Geschwür ziemlich unverändert blieb. Erst mit beginnender Deferveszenz reinigte es sich, der Rand verlor seinen entzündeten Charakter, und die Schmerzhaftigkeit ließ nach. Die Überhäutung geschah dann ziemlich schnell, doch blieben noch einige Zeit feine Narben sichtbar. Die Geschwüre waren meist linsen- bis Fünfpfennigstück groß.

Bei dem wohlausgebildeten Typhus des Pioniers Et. bildete sich zunächst eine Schwellung und Schmerzhaftigkeit des Mundbodens unterhalb der Zunge um das Zungenbändchen herum. Es entwickelte sich daraus eine harte, fast haselnußgroße, äußerst empfindliche Geschwulst, die mit zahlreichen Geschwürchen bedeckt war. Das Bild erinnerte lebhaft an die Riga-Fede'sche Krankheit der kleinen Kinder. Unter allmählicher Reinigung der Geschwüre und Nachlassen der Schmerzhaftigkeit ging die Schwellung während der Entfieberung langsam und fast vollständig zurück; ein kleiner Rest blieb jedoch in der Rekonvaleszenz bis zu einem mäßig schweren Rezidiv bestehen. Während dieses Rezidivs nahm die Schwellung wieder ein wenig zu, war aber nicht empfindlich, es kam auch nicht zu Geschwürbildung. Nach Ablauf des Rezidivs verschwand der letzte Rest der Affektion.

Einmal traten in der Rekonvaleszenz (Pp.) große eitrige Mandelabszesse auf, die auf die Gaumenbögen übergingen.

Klinische Zeichen für Erkrankungen der Speiseröhre wurden nicht beobachtet. (Vgl. auch pathol. anat. Teil, Verdauungsorgane.)

Von erheblichen Soorerkrankungen wurden wir glücklicherweise verschont. Einmal trat Soor im Beginn eines mittelschweren Typhusfalles auf, der ganz ohne Benommenheit verlief, ein anderes Mal wurde Soor auf der Höhe eines protrahierten, sehr schweren Typhus gesehen. Bei beiden Kranken verschwand die Affektion auf energisches Gurgeln in den nächsten Tagen.

Parotitis.

Eitrige Entzündungen der Ohrspeicheldrüse kamen nicht vor, ebenso keine Komplikationen von seiten des

Magens,

abgesehen von der üblichen Appetitlosigkeit und gelegentlichem Erbrechen.

In einem Falle kam durch zwei Wochen hindurch und in einem anderen während 5 Tagen sehr häufiges Erbrechen vor.

Leber.

Nur drei, aber wichtige Komplikationen von seiten der Leber wurden vermerkt:

1. Ad. kam am 13. 12. 1912 mit recht schwerem, später protrahiertem Typhus ins Lazarett. Am 22. 12. 1912 war Ad. ikterisch, die Leber war vergrößert fühlbar, die Gallenblasengegend anscheinend frei. Mit der am 16. 1. 1913 beendeten Entfieberung verschwand der Ikterus und die Leberschwellung ging zurück. Nach fast einem Monat bekam Ad. einen vier Tage anhaltenden Anfall von heftigen Schmerzen in der Gegend der Gallenblase, die selbst wegen Spannung nicht fühlbar war. Steine wurden nicht festgestellt, Ikterus trat nicht wieder auf. Das Interessante ist nun, daß Ad., bei dem kurz vor diesem Anfall Ty-Bazillen im Stuhl gefunden worden waren, bis zum 17. 3. 1913 Ausscheider blieb.

Er gab nachträglich an, daß er vor zwei Jahren eine ähnliche Schmerzattacke, auch ohne Gelbsucht, gehabt habe. Es ist durchaus möglich, daß sich bei ihm in einer schon vorher cholecystitisch veränderten Gallenblase besonders günstige Bedingungen zur Ansiedelung und zum Haften von Typhuskeimen gebildet hatten. (Es war demzufolge die Entfernung der Gallenblase ins Auge gefaßt, das Verschwinden der Typhubazillen machte aber diese Frage gegenstandslos).

2. Während eines leichten Rückfalles (Wr.) bestanden durch drei Tage Schmerzen in der Gallenblasengegend; die Gallenblase war nicht fühlbar. 14 Tage später trat allgemeiner Ikterus auf, und von da an wurden fast dauernd Typhusbazillen im Stuhl nachgewiesen, anfänglich mehr schubweise, später ununterbrochen. Wr. wurde als Dauerausscheider dienstunbrauchbar (s. u.).

3. Bei Ka. wurde ebenfalls eine Cholecystitis, aber mit Ikterus und Albuminurie, während eines zweiten sicheren Rezidivs, mit Roseolen, Milzschwellung usw. beobachtet. Typhusbazillen wurden aber weder nach diesem, noch nach einem dritten Rezidiv im Stuhl oder Urin gefunden.

Darmkanal.

Durchfälle und Verstopfung.

Besonders im Beginn der Typhusepidemie traten die Durchfälle stark hervor und waren eine ziemliche Bürde für das Pflegepersonal. Es scheint indessen, als ob die Darmerscheinungen auf den beiden Stationen ein etwas verschiedenes Bild gehabt hätten.

Station A berichtet, daß die Kranken im allgemeinen mehr an Verstopfung als an Durchfällen litten. In einzelnen Fällen hielt der Durchfall zwei bis drei Tage an, in anderen 19—20 Tage, durchschnittlich 9,4 Tage. Die Zahl der täglichen Stühle betrug im allgemeinen 2—3, in wenigen Fällen 2—5, ganz vereinzelt 7—8. Vor der Lazarettaufnahme wollen 20 Mann an Durchfall und nur drei an Verstopfung gelitten haben. Bei der Aufnahme bestand bei 25 Kranken Durchfall mit Erbsenbreistühlen, bei 51 Verstopfung und bei den übrigen regelrechter Stuhlgang. Während der Lazarettbehandlung haben an Durchfall gelitten 25, ab und zu dünne Stühle hatten 27 und länger dauernde Verstopfung 52 Kranke, außerdem hatten 13 Kranke vorübergehende Stuhlverhaltung. Fast ausnahmslos liegen die Durchfälle in der Zeit des Höhestadiums.

Auf der Station B haben die Darmerscheinungen das Krankheitsbild nie dauernd beherrscht. Im allgemeinen konnte man sagen, daß die Durchfälle nur wenige Tage anhielten, daß sie während des Beginns oder in der Kontinua auftraten, seltener während des Stadium descendens oder endlich mehrfach regellos an einzelnen Tagen während der Gesamtkrankheit zerstreut — und daß sie durchaus nicht bei allen Kranken vorkamen. Es sind vielmehr Durchfälle nur bei 65 von 131 Kranken, also ziemlich genau der Hälfte beobachtet worden. Mehrfach wechselten auch Durchfälle mit Verstopfung ab. Mehr als 3—4 Durchfälle täglich wurden selten gezählt; sie hatten dabei durchaus nicht immer den Charakter der erbsensuppenartigen Stühle. Fälle, die mit länger anhaltenden oder sehr heftigen Durchfällen einhergingen, hatten im allgemeinen eine nicht gute Prognose, öfters auch waren stärkere Durchfälle die Vorläufer von Darmblutungen.

Fast bei allen Kranken war aber die Darmtätigkeit unregelmäßig, nicht nur während des Typhus, sondern auch in der Rekonvaleszenz, und die Bitte um ein Abführmittel wurde oft geäußert, ebenso auch um ein Mittel gegen angreifende Diarrhöen. Wenn dieselben in der Rekonvaleszenz auftraten, so konnte der übliche „Diätfehler" als Ursache niemals ermittelt werden, da Einschleppung von verbotenen Nahrungsmitteln oder Abgabe solcher seitens anderer Kranker schlechterdings unmöglich waren.

Ileozökalgurren, Schmerzen.

Ähnlich wie mit den Durchfällen war es mit den Ileozökalgurren. Es wurde oft beobachtet, aber durchaus nicht regelmäßig bei demselben Kranken, und bei den meisten fehlte es völlig. Insgesamt ist es bei 86 unserer Kranken als gelegentlich vorhanden vermerkt, und bei einigen wenigen derselben war die Ileozökalgegend zuweilen druckempfindlich.

Im Krankheitsbeginn wurden in einem Falle (En.) spontane heftige Schmerzen in der Blinddarmgegend lokalisiert, es fehlte aber die Défense musculaire völlig, und die Typhusdiagnose erwies sich bald als zweifellos, so daß von der vorübergehend erwogenen Blinddarmoperation abgesehen werden konnte.

Bei zwei anderen Kranken kamen im Beginn der Rekonvaleszenz örtlich umschriebene, aber bald vorübergehende Schmerzen in der Blinddarmgegend vor.

Meteorismus.

Nicht gerade häufig zeigte sich Meteorismus. Außer bei Peritonitis wurde er nur 18 mal beobachtet, erreichte aber nur einmal einen solchen Grad, daß sich Atembeschwerden einstellten. Zweimal kam er bei Typhus gravissimus vor, und zwar entwickelte sich das Symptom bei dem einen erst in den letzten Lebensstunden, bei dem andern (Mo.) bereits 48 Stunden vor dem Tode als Zeichen von Darmlähmung infolge schwerster Typhusvergiftung.

Wenngleich bei ihm eine erhebliche Pneumonie deutlich und der Puls frequent war, so erschien die Prognose anfänglich doch noch leidlich, da nur mäßige Benommenheit bestand. Erst die eines Morgens ganz auffallend starke kugelförmige Auftreibung des Leibes wies auf die schlechte Prognose hin. Diese Auftreibung war nur vorübergehend durch Darmrohr, Eserin usw. zu beseitigen, nach Weglassen des Darmrohres kehrte sie schnell wieder, obgleich große Massen flüssigen Stuhles durch das Darmrohr entleert waren. Unter zunehmender Herzschwäche und schwindendem Bewußtsein trat nach 48 Stunden der Tod ein. Bei der Obduktion keine Peritonitis.

Darmblutungen.

Das Auftreten von Darmblutungen wurde stets als ernstes Ereignis aufgefaßt, wenn sie auch zuweilen nur zufällig als geringe Blutbeimengungen zum Stuhl entdeckt wurden. Sie kamen bei 20 Kranken vor, also in 8,3 % und zwar fast nur bei schweren Fällen. 15 mal traten die Darmblutungen im Verlauf der zweiten Krankheitswoche ein, zweimal am Ende der dritten Woche, einmal Ende der vierten Woche, am 6. fieberfreien Tage nach einem nicht schweren Typhus. Zweimal kamen Darmblutungen auf der Höhe schwerer Rezidive vor.

In keinem Falle wurden die Darmblutungen durch irgend ein sicheres klinisches Zeichen angekündigt, sie traten vielmehr stets unvermutet auf, wenn auch zuweilen gehäufte Durchfälle vorangingen.

Die Blutungen hatten die verschiedenartigsten Formen, sowohl Stühle, die fast aus reinem Blut bestanden, kamen vor, als auch solche, in denen sich zwischen den Kotteilen nur spärliche Blutspritzer fanden. In den meisten Fällen hatte es bei einer einmaligen Blutüng sein Bewenden. 5 mal wurden durch zwei bis drei Tage

Blutbeimengungen zum Stuhl vermerkt. An der Darmblutung selbst gestorben ist ein Kranker (Wa., Kurve 3), ein anderer erholte sich nach einer sehr kopiösen Blutung nur sehr schlecht, und der Typhus nahm hinterher einen malignen Charakter an, zweimal erfolgte bald nach der Darmblutung der Tod an Peritonitis, in zwei weiteren Fällen erst nach Monaten im Anschluß an Rezidive, und bei einem siebenten endlich war der Typhus von vornherein foudroyant.

Wenn somit auch die Darmblutungen selbst nicht häufig als Todesursache in Betracht kamen, so ersieht man doch auch aus unserem Material, daß ein Drittel dieser Fälle tödlich zu verlaufen pflegt (Curschmann S. 219).

Die übrigen erholten sich rasch von ihren Blutverlusten mit Ausnahme eines Kranken mit schwerer mehrmaliger Blutung (En.), welcher, während der Typhus sehr bald sich besserte, noch lange in der Rekonvaleszenz Zeichen erheblicher Anämie darbot.

Peritonitis.

Vier Durchbrüche von Typhusgeschwüren kamen vor, davon dreimal wegen der Diagnose und der Indikationsstellung zur eventl. Operation bemerkenswert.

1. Pionier Sh., vollentwickelter Typhus, aber zunächst ohne besonders schwere Erscheinungen. Am 12. (17.) Krankheitstag bildete sich allmählich ein ernsterer Zustand aus, der Puls wurde beschleunigt (120), das Gesicht etwas spitz, das Bewußtsein dabei nicht getrübt. Die Untersuchung ergab mäßigen Meteorismus, keine Schmerzhaftigkeit des Leibes, es waren auch keine Schmerzen dagewesen, die auf einen Durchbruch hindeuteten. Am folgenden Morgen beim Kaffeetrinken sank der Kranke plötzlich tot zur Seite.

Die Obduktion ergab eine durch einen Kotbröckel halbverschlossene Perforation, eine mindestens 24 Stunden alte Peritonitis und große Mengen kotiger Flüssigkeit im Bauch.

Der Hergang des Todes läßt sich vielleicht so erklären, daß bei schon bestehender Peritonitis die mit dem Kaffeetrinken verbundene Muskelanstrengung einen erneuten Austritt von Darminhalt in die Bauchhöhle und damit stärkeren Shock zur Folge gehabt hat, dem der Kranke erlegen ist.

2. Ss., schwerer Typhus, am 9. (11.) Krankheitstag Darmblutungen, vier Tage später Herzschwäche, kleiner Puls. Am 15. (17.) Krankheitstag zunehmende Herzschwäche, sehr starker, nicht zu beseitigender Meteorismus, dabei keine Schmerzen. Der Kranke hatte bis zu dem 48 Stunden später erfolgten Tode sowohl Abgang von Winden wie Stuhlgang.

Obduktion: Eitrige Peritonitis, Dickdarmperforation.

3. Bei einem schweren protrahierten Typhus mit ausgebreiteter Pneumonie (Id.) traten mäßige Darmblutungen 3 Tage vor dem unter gleichfalls wenig alarmierenden Erscheinungen erfolgten Durchbruch auf. Die Peritonitis schien sich anfänglich in der rechten Fossa iliaca zu begrenzen, so daß, auch mit Rücksicht

auf den schweren Allgemeinzustand der zugezogene Chirurg die Operation ablehnte. Der Tod erfolgte 48 Stunden nach dem Durchbruch.

Die Obduktion ergab eine ältere eitrige Peritonitis in der Blinddarmgegend und eine frische fibrinös-eitrige Peritonitis in der gesamten Bauchhöhle.

Diagnostisch läßt sich aus diesen drei Fällen lernen, daß die Symptome des Typhusgeschwürdurchbruches nicht so alarmierend zu sein brauchen wie etwa bei einer Appendizitis. Für die Frage der Operation konnte nach dem Verlauf nur der dritte Fall in Betracht gezogen werden. Der Ausgang wäre aber bei dem elenden Allgemeinzustand wahrscheinlich nicht günstig gewesen.

Harnorgane.

Über Veränderungen der Harnorgane ist wenig zu berichten. Allerdings wurde der Urin verhältnismäßig selten untersucht, so daß vorübergehende Albuminurien der Beobachtung entgangen sein können, aber eine einigermaßen ausgesprochene Nephritis wäre wohl bemerkt worden. In dieser Beziehung scheint der Genius epidemicus gutartig gewesen zu sein. Die vorgefundenen Eiweißausscheidungen dauerten jedesmal nur wenige Tage an, im Sediment fanden sich nur hyaline Zylinder und Leukozyten, keine granulierten Zylinder und keine Erythrozyten.

3mal wurde eine derartige Eiweißausscheidung am Ende der Fieberzeit schwerer protrahierter Typhen gesehen (Kr., Lb., Hi.), 2mal in der Rekonvaleszenz eines kurz dauernden schweren (Bn.) und eines leichten Typhus (Sp.). Bei diesen beiden enthielt der Urin Typhusbazillen noch nach der Entfieberung, doch hörte diese Persistenz der Bazillenausscheidung nach einigen Urotropindosen auf.

Nur einigemale wurde die Diazoreaktion aus diagnostischen Gründen angestellt, bei ausgesprochenen Typhen mit positivem Resultat.

Blasenstörungen

wurden bei schweren Fällen dreimal gesehen.

Zweimal wurde in der Kontinua über heftige Schmerzen beim Urinlassen geklagt; der eine dieser Kranken litt sogar infolgedessen zeitweilig an Harnverhaltung und mußte zweimal katheterisiert werden. Die Untersuchung ergab bei ihm eine leicht geschwollene schmerzhafte Prostata. Bei beiden Kranken gingen die Beschwerden nach Dec. fol. uvae ursi und Stuhlzäpfchen schnell zurück.

In der Rekonvaleszenz trat bei Lt. Albuminurie auf, dabei Urinverhaltung, so daß katheterisiert werden mußte. Der Urin blieb etwa 8 Tage lang trüb und schwach eiweißhaltig; mikroskopisch wurden keine Zylinder, aber viele Leukozyten und einzelne rote Blutkörperchen gefunden, bakteriologisch mehrfach Typhusbazillen nachgewiesen. In der späteren Rekonvaleszenz schwanden diese

Krankheitszeichen. Am 15. 5. 13 kam Lt. wieder zum Dienst, mußte aber bald wegen Urinverhaltung erneut ins Lazarett aufgenommen werden. Es fand sich wieder ein Blasenkatarrh, aber ohne Typhusbazillen.

Offenbar hat es sich um eine typhöse Zystitis gehandelt.

Über Bettnässen siehe Nervensystem.

Geschlechtsorgane.

Eine einzige, aber ganz bemerkenswerte Störung ist beobachtet worden.

Sb., Krankheitsgefühl seit 4. 12. 12, aufgenommen am 16. 12. 12 mit mittelschwerem Typhus. Am 19. 12. 12 Klagen über Schmerzen am Hodensack: Der linke Nebenhoden war geschwollen und sehr druckempfindlich. Allmählich bildete sich ein walnußgroßer, in der Mitte erweichter Knoten, der dem Kopfe des Nebenhodens aufsaß und am 28. 12. 12 inzidiert werden mußte. Aus dem Eiter wurden Typhusbazillen in Reinkultur gezüchtet.

Veränderungen der Atmungsorgane.

Nase.

Während die Kranken öfters über ein Gefühl von Kitzeln und Trockenheit in der Nase klagten, bildete die Enwicklung eines Schnupfens entschieden eine Ausnahme.

„Beginn mit Schnupfen" ist nur viermal amnestisch angegeben. Auf der Höhe der Erkrankung trat zweimal eitriger Schnupfen auf, einmal (s. S. 76) erwies er sich als echt diphtheritisch, einmal schloß er sich an Soor (vergl. ob.) der Rachenhöhle an.

Nasenbluten war besonders in den ersten Tagen und während der Kontinua ein recht häufiges Ereignis. Es bevorzugte zweifellos die schwersten Fälle und rezidivierte öfters bei denselben Kranken, bei einem 8 Tage lang täglich. Bei einzelnen Kranken waren die Blutungen der Nase recht reichlich, machten aber nur einmal Stillung mittelst eines Adrenalintampons nötig. In 17 Krankengeschichten ist über Nasenbluten berichtet: es waren dies alles schwerere wiederholte Blutungen bei schwereren Fällen. Anscheinend ist es öfter vorgekommen, aber, wenn nicht kopiös oder nicht wiederholt, der Niederschrift entgangen.

Kehlkopferkrankungen.

Die Kehlkopfschleimhaut war vorwiegend bei schwereren Typhusfällen erkrankt, aber auch bei vielen Leichtkranken fanden sich Anzeichen eines Kartarrhs, der mit dem Beginn der Entfieberung aufzuhören pflegte und sich in Gefühl des Kitzelns im Kehlkopf, Hustenreiz und Heiserkeit äußerte. Derartige Laryngitiden sind 23mal beobachtet.

Ernstere Kehlkopferscheinungen fanden sich bei einer Reihe schwerer Fälle: 7 mal wurden sie an der Leiche von Kranken gesehen, die in den letzten Lebenstagen völlig stimmlos gewesen waren und 6 mal an Lebenden festgestellt.

Die Spiegeluntersuchung dieser Fälle war auf der Höhe der Erkrankung recht schwer, da die Patienten wegen ihrer Benommenheit schlecht zur Unterstützung bei der Untersuchung gebracht werden konnten, andererseits auch im Rachen sehr empfindlich waren oder mit intensivem Brechreiz reagierten.

Einmal wurde dabei ein tiefes Geschwür am Kehldeckelrande gesehen (Edt.), bei einem anderen (We.) geschwürige Veränderungen der Stimmbandränder, sonst nur Rötung und Schwellung des Kehlkopfinnern.

Tracheitis und Bronchitis der gröberen Bronchien.

Im Beginn der Erkrankung hustete die Mehrzahl der Patienten, auch der leichten und leichtesten Fälle. Die Untersuchung ergab aber bei vielen weder eine Kehlkopfaffektion, noch waren Geräusche über den Lungen hörbar; der Auswurf, wenn vorhanden, war fast rein schleimig.

Gerade in den ersten Tagen des Einströmens der Zugänge, gegen Mitte Dezember war die Tracheobronchitis derart das Charakteristikum der Epidemie, daß zunächst die Diagnose Grippe ausgesprochen wurde. Es hörte sich in den Krankensälen wie auf einer Grippe- oder Masernstation an.

Falls die Auskultation keine bronchitischen Geräusche ergab, ließ der Husten sehr schnell nach und verschwand sogar bei einigen schwereren Fällen bereits während des Fortbestehens der Kontinua.

Bronchitis der kleineren Bronchien,

nachweisbar durch bronchitische Geräusche war eins der Hauptsymptome der mittleren und schweren Fälle. Die Hanauer Epidemie lehrte wiederum, daß man sich daran gewöhnen muß, diese Bronchitis nicht als Komplikation, sondern als Symptom des Typhus aufzufassen, das eine gleichartige, wenn auch nicht gleichwertige diagnostische Bedeutung hat wie die Roseolen, die Durchfälle oder der Milztumor.

Im allgemeinen war die Bronchitis ziemlich charakteristisch. Über den unteren Lungenteilen hörte man Giemen, Brummen und Schnurren, oft nicht sehr reichlich, oft auch massenhaft und weit ausgebreitet. Über den oberen Lungenteilen war die Atmung einfach verschärft, vorn meistens normal. Der Auswurf war schleimeitrig und spärlich, wenngleich der Husten recht quälend war, oft auch den Charakter des Reizhustens hatte. Bei vielen Fällen waren diese bronchitischen Geräusche auch noch hörbar zu einer Zeit, in der der Husten vollständig aufgehört hatte. Entsprechend den übrigen Typhussymptomen war auch diese Bronchitis der kleineren Bronchien meist (110 mal) schon bei der Lazarettaufnahme nachzuweisen. 15 mal trat sie erst auf der Höhe der Erkrankung auf und zweimal während der Rekonvaleszenz, also überhaupt in 48,8 % der Fälle. (Station A 37,7 %, Station B 57,0 %.)

Station B berichtet weiterhin, daß die 76 beobachteten Bronchitiden vor allem auf die schweren Fälle entfielen:

„Nur bei drei schweren Typhen wurden bronchitische Geräusche vermißt, aber schon in der Gruppe der mittleren Fälle fehlten sie bei 12 (von 30 Kranken). Der Rest der 40 Typhuserkrankungen ohne auskultatorisch wahrnehmbare Bronchitis entfällt auf 45 leichte Fällle."

Pneumonieen.

Die klinische Diagnose der Pneumonieen macht bei Typhus gewisse Schwierigkeiten, da die zweifellos oft vorhandenen kartarrhalischen und lobulären Pneumonieen, wenn sie nicht ausgedehnt sind, keine sicheren physikalischen Symptome hervorbringen. Natürlich war mehrfach durch Perkussion und Auskultation Dämpfung, Bronchialatmen und damit Pneumonie nachzuweisen; wir waren aber auch gezwungen, eine solche anzunehmen, wenn neben den Allgemeinerscheinungen der Pneumonie: höherem Fieber, beschleunigtem Puls, größerer Prostration auch stärkere Dyspnöe, Beschleunigung der Atmung, Nasenflügelatmen, Zunahme des Hustens und des Auswurfes auftraten. Nur in diesen Fällen wurde auch feuchtes Rasseln neben trockenen Geräuschen gehört. Wenn ein derartiges Bild sich auf der Höhe der Kontinua entwickelte und länger anhielt, so wurden mit Sicherheit nach einiger Zeit zweifellose physikalische Symptome der Pneumonie nachgewiesen. Man wird somit schon bei Kurzatmigkeit, feuchtem Rasseln und stärkerem eitrigen, geballten Auswurf mit einer Lungenentzündung zu rechnen haben. Diese Symptome sind auch der Zahlenangabe zugrunde gelegt, daß von unseren Kranken nicht weniger denn 43 (17,9 %) pneumonische Erscheinungen darboten. Bei den meisten von diesen wurde auch perkutorisch Schallabschwächung über einem oder beiden Unterlappen gefunden, Bronchialatmen allerdings erheblich seltener. Es handelte sich dabei mit einer Ausnahme um schwere Fälle, das Auftreten einer Pneumonie trübte die Prognose ganz erheblich, und besonders wenn die Pneumonieen in einer frühen Krankheitsperiode sich zeigten (wie bei mehreren foudroyanten Fällen), mußte die Prognose als schlecht beurteilt werden.

Als Beispiel sei Schl. genannt, der am 10. 12. 12 die ersten subjektiven Krankheitserscheinungen hatte und am 17. 12. 12 aufgenommen wurde. Am 18. 12. 12 war über den Lungen noch kein krankhafter Befund nachzuweisen, am 20.12.12 wurden reichliche Geräusche gehört, am 22. 12. 12 waren pneumonische Herde über beiden Unterlappen festzustellen und am 24. 12. 12 trat der Tod ein. Nicht obduziert.

Eine Bronchopneumonie entwickelte sich erst im Rezidiv, eine andere erst am Ende der vierten Woche eines sehr protrahierten Krankheitsfalles.

Fibrinöse Pneumonie infolge deszendierenden Krupps wurde bei fünf anderen Kranken intra vitam nachgewiesen·

Zweimal entwickelten sich diese lobulären Pneumonieen im Beginn des Typhus und dreimal in der dritten Krankheitswoche.

Bei De. trat schon im deutlichen Beginn der Entfieberung am 16. (19.) Krankheitstage Husten mit eitrigem Auswurf auf, der nach zwei Tagen rostfarben wurde. Über dem linken Unterlappen Dämpfung und Bronchialatmen, dabei Hinfälligkeit und kleiner sehr beschleunigter, unregelmäßiger Puls, tagelang wurde die Herzkraft nur durch Wein, Kampher und Digalen gehalten. Durch die Pneumonie wurde die Typhuskurve nicht beeinflußt, das Fieber wurde nicht höher, nur verzögerte sich die Entfieberung. 12 Tage nach Beginn der Pneumonie wurde ein pleuritisches Exsudat physikalisch nachweisbar, doch war die Probepunktion resultatlos. Dienstunbrauchbar wegen pleuritischer Schwarten.

Ähnlich, nur schwerer, verlief der anfangs unkomplizierte Typhus bei Nl. Am 15. (19.) Krankheitstag Entfieberung, dann aber stieg die Temperatur in drei Tagen staffelförmig auf 39°. Am 19. (23.) Krankheitstage fand sich rechts hinten unten geringe Dämpfung bei unbestimmtem Atmen, dabei blutiger, später rostfarbener Auswurf. Die Dämpfung wurde am nächsten Tage sehr intensiv, und am Tage darauf war bei von jetzt an niedrigem (38°) Fieber auch links eine intensive Dämpfung mit Knisterrasseln zu finden, dabei erhebliche Dyspnöe, kleiner schlechter Puls und eine ganz enorme Cyanose. Besserung nur ganz allmählich, erst vom 32. Krankheitstage an, und noch am 59. Tage war Nl. deutlich cyanotisch. Mittlerweile wurde am 46. Krankheitstage ein pleuritischer Erguß deutlich, am 62. Tage ein Empyem links nachweisbar und operiert. Während der nun fortschreitenden Erholung traten ab und zu noch einige Fieberzacken auf, als deren Ursache am 80. Tage ein rechtsseitiges Empyem ermittelt und sofort operiert wurde. Schnelle Heilung in 8 Wochen. Dienstunbrauchbar wegen Schwartenbildung.

In beiden berichteten Fällen war das allgemeine Bild des Typhus durch die Pneumonie völlig verdrängt worden, und besonders auffällig war das niedrige Fieber bei den schweren Lungenerscheinungen.

Bei einem dritten Kranken, Wf., waren die Kurven im Typhus und zwei Rezidiven fast identisch: schneller, aber staffelförmiger Anstieg, Fieber über 40°, langsame Deferveszenz, Dauer der Fieberzeit je $3^1/_2$ Wochen. Jedesmal dabei Dämpfung über nur einem Unterlappen, lautes Bronchialatmen und, besonders in den Rezidiven, exquisit rubiginöser Auswurf, der auch kulturell nachgewiesene Pneumokokken, dagegen keine Influenza- und Typhusbazillen enthielt.

Roseolen und Milztumor waren auch in den Rezidiven deutlich.

Auch bei mehreren Bronchopneumonieen wurde das Sputum kulturell untersucht, aber ein deutlicher Befund nicht erhoben, weder fanden sich zahlreiche Pneumokokken noch Typhusbazillen.

Einem sogenannten Pneumotyphus entsprach die Erkrankung des Pioniers Hm., der am 4. 12. 12 zuerst Kopfweh verspürte und am 6. 12. 12 mit hohem Fieber, Brustschmerzen, Husten, Auswurf und bereits jetzt nachweisbaren bronchitischen Geräuschen ins Lazarett kam. In den nächsten Tagen entwickelte sich r. h. u. eine intensive Dämpfung mit Bronchialatmen und feuchtem Rasseln, der Auswurf war dabei nicht rubiginös, sondern schleimigeitrig und klumpig. Typische Typhuskurve, Entfieberung am 28. Lazaretttage. Während des ganzen Verlaufes sind außer Pulsdikrotie und positiver Widalreaktion keine sonstige Symptome wie Roseolen, Milztumor, Benommenheit aufgetreten. Die Dämpfung hellte sich nur sehr allmählich auf, Reste waren noch im März nachweisbar; die Röntgenuntersuchung am 24.1.13 ergab eine geringe Verdunklung im Dämpfungsbezirk, aber keine Zwerchfellverwachsung. Die Dienstfähigkeit wurde wieder hergestellt.

Das Krankheitsbild Hms. ist ein Beispiel für die ziemlich zahlreichen Fälle, in denen die ungewöhnlich früh auftretende und das Krankheitsbild beherrschende Bronchitis die Diagnose sehr erschwerte.

Pleuritis.

Als selbständige Typhuskomplikation war Pleuritis selten.

Bei einem sonst leichten Typhus (Bh.) mit 6(9-)tägiger Fieberdauer wurden trockene pleuritische Geräusche gehört, und die Diagnose war beim Fehlen jedes sonstigen Typhussymptoms recht fraglich. Die Blutuntersuchung ergab auch keinerlei Anhaltspunkte, bis am 3. Tage nach der Entfieberung die Widalreaktion positiv wurde und, stärker werdend, positiv blieb.

Einmal trat in der Spätrekonvaleszenz eine trockene Pleuritis auf. Im Fieberstadium war nur Bronchitis nachweisbar gewesen. Wegen Schwartenbildung wurde die Dienstfähigkeit aufgehoben.

Siehe ferner Pleuritis unter Rezidiven.

Empyem.

Empyeme wurden viermal gesehen.

Ein doppelseitiges Empyem nach lobärer Lungenentzündung ist bereits erwähnt, ein anderes bildete sich auf tuberkulöser Basis (s. S. 78) im Anschluß an ein Rezidiv, und zwei andere traten nach kartarrhalischen Pneumonieen auf. Der Empyemeiter enthielt bei diesen beiden Typhusbazillen in Reinkultur.

Bei dem einen bildete sich der Erguß gegen Ende der vierten Krankheitswoche, war anfänglich klar, serös, steril und agglutinierte Typhusbazillen nicht. Zwei Wochen später ergab die Probepunktion ein leicht getrübtes, steriles Exsudat mit positiver Widalreaktion. Nach zwei weiteren Wochen endlich war der Erguß rein eitrig und enthielt Typhusbazillen. Nach Operation schnelle Heilung. Dienstunbrauchbar mit Versorgung.

Nervensystem.

Fast alle schweren Fälle verliefen mit ausgeprägten nervösen Erscheinungen, während die leichten davon frei waren, abgesehen von Schlaflosigkeit und dem bekannten initialen Kopfschmerz, über den auch von Leichtkranken oft geklagt wurde. Ernstere Symptome, etwa in Form von Apathie, Somnolenz u. dgl. kamen aber nur den schwereren Fällen zu.

Es muß betont werden, daß diese Apathie bei den Schwerkranken das unbedingt häufigste und alleinstehende Symptom von seiten des Nervensystems war, hinter welchem Delirien, Sopor u. dgl. zurücktraten. Aus dieser Apathie waren die Kranken durch Reize aufzurütteln, sie waren zur Nahrungsaufnahme zu bringen, äußerten auf Befragen auch Klagen, um bald wieder in ihr Vorsichhindösen zu verfallen.

Die Apathie steigerte sich nur bei ganz schwerem Verlauf (27 Kranke) zu reaktionsloser Somnolenz. Bei dreien derselben, die später genesen sind (Ks., Hi., Bn.), zeigte sich, daß das Nichtreagieren mit großer Wahrscheinlichkeit auf nervöser Taubheit beruhte (vgl. Erkrankungen der Ohren). Bei anderen, z. B. Nf., mußte die Schwere des Typhus selbst verantwortlich gemacht werden. — Zeitweise wurde die Somnolenz durch laute Delirien, Jaktationen usw. unterbrochen.

Vorwiegend motorische Unruhe: Jaktation, Delirien versatilen Charakters beobachteten wir in der zweiten Hälfte der Kontinua bei 9 Kranken, sowie während der ganzen protrahierten Kontinua bei We. Dieser war auch der einzige Typhus, bei dem Sehnenhüpfen und Flockenlesen durch mehrere Tage gesehen wurde.

Viermal wurden Gesichts- und Gehörhalluzinationen beobachtet.

Bei einigen wenigen der ganz schweren Typhen war die Psyche gar nicht alteriert (Lb., Id., Kl., nur fiel bei Lb. ein nörgeliges, zu Klagen neigendes Wesen auf).

Vielen anderen dagegen war eine eigenartige Veränderung der Psyche zu eigen, die sich in Neigung zu Stimmungswechsel, unmotivierter Traurigkeit, Neigung zum Witzeln (Kd.) oder zu kläglichen Redensarten äußerte. Diese Verstimmungen hielten oft noch bis in die Rekonvaleszenz an und zeigten sich dann besonders darin, daß die Kranken bezüglich ihrer noch knappen Diät schwer belehrbar waren. Die von den soeben erst entfieberten Kranken ganzer Säle vorgebrachten Wünsche nach Diätzulagen — vorwiegend wurde grobes Brot verlangt — nahmen manchmal einen meuterischen Charakter an, obgleich in der Gewährung von Diätzulagen durchaus nicht engherzig vorgegangen wurde.

Bei einem schweren Typhus (Sn.) bestand während des Fiebers eine halluzinatorische Verwirrtheit mit andauernder ängstlicher Verstimmung. Noch in den ersten fieberfreien Tagen war aus seinen Äußerungen zu erkennen, daß er psychisch noch nicht ganz gefestigt war.

Bei zwei anderen Kranken konnte man im Fieber von Stupor sprechen, der erst mit der Entfieberung verschwand. Ausgepsrochene Wahnbildung wurde einmal gesehen:

Pionier Ad. behauptete gegen Ende der Kontinua seines schweren Typhus erstens, daß er zu Weihnachten zum Gefreiten befördert, zweitens, daß ihm ein Brustbeutel mit 1200 Mark gestohlen worden sei und verlangte demzufolge Nachforschungen. Auf den Einwand, daß er ja einen Brustbeutel habe und überhaupt kaum soviel Geld besitze, erklärte er, daß eben ein zweiter Brustbeutel ihm von einem verwandten Bauunternehmer zu Besorgung einer Hypothekabtragung ausgehändigt worden sei, seine Erkrankung habe ihn aber am Bezahlen verhindert usw. Er brachte dies alles in anscheinend so klarer Weise vor, daß es den Eindruck der Glaubwürdigkeit erweckte und daß sogar Durchsuchungen des Krankensaals angestellt wurden. Am anderen Morgen war der Wahn verschwunden, erneuerte sich aber jedesmal an den Abenden der nächstfolgenden Tage.

Schwerkranke ließen auch vielfach unter sich, wenngleich ein länger dauerndes Untersichlassen des Urins und Kotes fast nur bei den allerschwersten Fällen vorkam.

Zweimal hielt das Bettnässen bis in die frühe Rekonvaleszenz an; bei dem einen war ein Grund nicht zu ermitteln, der andere war in der Schulzeit Bettnässer gewesen.

Peripheres Nervensystem.

Klagen über Schmerzen neuralgischer Natur waren nicht allzuhäufig, kamen aber zu beliebigen Zeiten der Krankheit vor.

Bei Ad. (vgl. Gelbsucht) bestanden fast während der ganzen Krankheitsdauer äußerst lebhafte und quälende Kreuzschmerzen, die ihm das Liegen kaum möglich machten, den Schlaf raubten und nur auf einem Wasserkissen erträglich waren. Zeitweise traten dabei auch ischiatische Schmerzen mit typischen Druckpunkten auf. Diese Schmerzen entschwanden allmählich nach der Entfieberung. Ob es sich dabei um Neuritis oder Spondylitis gehandelt hat, ist nicht genau festzustellen.

Völlig ischiasgleiche Schmerzen fanden sich bei Le.; sie waren hauptsächlich in der Kniekehle lokalisiert und zwangen den Kranken mit halbgekrümmtem Bein zu liegen, verschwanden aber mit fortschreitender Entfieberung.

Eine andere Ischias (Kl.) entwickelte sich im amphibolen Stadium und überdauerte ein langes Rezidiv und einen Teil der Rekonvaleszenz, heilte aber dann in Wiesbaden aus.

Es sind dies alle keine leichten Fälle gewesen, während allerdings eine der drei in der Rekonvaleszenz bemerkten Nervenlähmungen einen ziemlich leichten Typhus betraf.

Ke. machte ein 8(15-)tägiges Fieber durch, erholte sich gut, verspürte aber am Entlassungstage, dem 12. (19.) Krankheitstage, Schmerzen in der rechten Schulter, die zuerst im Hilfslazarett mit Umschlägen behandelt wurden. Allmählich bildete sich eine Bewegungsstörung infolge atrophischer Lähmung des M. supraspinatus, infraspinatus und des M. deltoides mit Ausnahme von dessen vordersten Fasern aus. Es handelte sich dementsprechend um eine Lähmung des N. suprascapularis und axillaris, wahrscheinlich auf spondylitischer Basis. Ke. kam vom 13. 5. bis 12. 7. zur Badekur nach Wiesbaden, wo sich höchstens die Atrophie des M. supraspinatus etwas gebessert hat. Dienstunbrauchbar mit Versorgung.

Ganz unmerklich entstand die Neuritis nach schwerem protrahierten Typhus bei Br. (s. S. 58 „Masernartige Roseolen"). Br. bemerkte in der Rekonvaleszenz ein Taubheitsgefühl in der rechten Hand. Die Rückseite der $2^1/_2$ letzten Finger war deutlich hypästhetisch; in der Hohlhand ergab die Gefühlsprüfung keine sicheren Resultate. Später entwickelte sich eine Atrophie und Schwäche der Muskeln des Kleinfingerballens, Daumballens und der Zwischenknochenmuskeln. Br. wurde am 29. 5. 13 als dienstunbrauchbar mit Versorgung entlassen (zeitig $50^0/_0$).

In der Spätrekonvaleszenz eines dritten Kranken (Wl.) wurde eine leichte Parese des M. tibialis post. durch 8—10 Tage beobachtet. Beim Gehen wurde die ganze Fußsohle aufgesetzt, die Fußspitze zeigte nach außen, und der innere Fußrand konnte nicht gehoben werden.

Gesteigerte Reflexe. Bei vielen schweren Fällen, die zu stärkerer Abmagerung führten, war während der Entfieberung und des ersten Teiles der Rekonvaleszenz ein ausgesprochener Fußklonus mit gleichzeitiger Steigerung der Patellarreflexe nachweisbar, ein Symptom, das ganz allmählich mit Zunahme des Ernährungszustandes zurückging.

Am stärksten war es bei Bf., begann schon während der sehr schleppenden Entfieberung und war vergesellschaftet mit äußerst quälender Fußsohlenhyperästhesie und -Neuralgie.

Die Schmerzen waren so stark, daß der noch benommene Kranke schon bei leisester Berührung der Fußsohlen laut aufschrie und daß er lange Zeit eine Reifenbahre gegen die Berührung der Bettdecke brauchte. Die Empfindlichkeit der Fußsohlen hielt sehr lange und war nach Monaten, als B. schon außer Bett war, noch in abgeschwächter Form vorhanden.

Bei vier weiteren Kranken fand sich eine ausgesprochene Hyperästhesie am ganzen Körper.

Erkrankungen der Muskeln

sind außer mehrfachen Muskelabszessen (s. u.) den oben beschriebenen neuritischen Muskelatrophien und der im pathologischen Teil genannten Bauchmuskelzerreißung nicht vorgekommen.

Erkrankungen der Knochen und des Periostes siehe Nachkrankheiten und Spätkomplikationen.

Typhus und andere Infektionskrankheiten.
Gelenkrheumatismus.

Ein leichter Typhus hatte im Beginn Schmerzen in fast allen Gelenken, aber
ohne Schwellung. Die Schmerzen gingen auf Aspirin sehr schnell zurück und
kamen nicht wieder, es scheint das kein eigentlicher Gelenkrheumatismus gewesen
zu sein. Ebenso begann auch ein Rezidiv mit Schmerzen in beiden Handgelenken.

1. Bei einem dritten Kranken hat es sich zweifellos von Anfang an um eine
Kombination des Typhus mit akutem Gelenkrheumatismus und Endokarditis gehandelt. Während eines sicheren Typhusrezidivs flackerte auch die Endokarditis
wieder auf. Nach einer längeren Rekonvaleszenz wurde Mi. schließlich wegen
Herzklappenfehlers dienstunbrauchbar mit Versorgung.

2., 3. Erst in der Rekonvaleszenz traten zwei weitere Gelenkrheumatismen
auf, ein leichter und ein schwerer. Letzterer führte wegen Herzfehlers zur Entlassung.

Sepsis.

1. Nach einem ziemlich schweren Typhus mit 19 (25) Fiebertagen und
einem siebentägigen fieberfreien Zeitraum setzte bei Do. ein Rezidiv ein; bereits
nach 24 Stunden war eine Temperatur von 40° erreicht, das Fieber war von da
an völlig unregelmäßig. Nach 12 Tagen waren sehr zahlreiche Roseolen und
ein deutlicher Milztumor aufgetreten, gleichzeitig fiel auf, daß aus der Nase viel
übelriechender Eiter abgesondert wurde. Am 19. Tage wurde Do. ikterisch.
Zwei Tage später zeigte sich an dem linken Nasenloch eine blauschwarze, trockene
nekrotische Stelle, die sehr langsam an Größe zunahm. Die Nekrose war durch
einen blassen gelben Streifen von der umgebenden geröteten und geschwollenen
Haut abgegrenzt. Am 25. Tage war das linke Nasenloch fast zugeschwollen, der
Geruch war aashaft. Während des ganzen Rezidivs bestand zeitweise schwere
Benommenheit, der Puls war sehr beschleunigt und unregelmäßig. Am 26. Tage
trat der Tod ein. (Vgl. pathol.-anat. Teil unter Allgemeines.)

2. Eine eitrige Herzbeutelentzündung, wahrscheinlich als Folge septischer
Allgemeininfektion im Rezidiv fand sich bei Kr. (Siehe unten unter Tuberkulose
und im pathol.-anat. Teil unter Herz.)

Gesichtsrose

trat einmal bei einem Rekonvaleszenten auf und verlief gutartig.

Diphtherie.

Die selten gesehene Kombination von Typhus und Diphtherie
kam bei uns einmal vor und endete tödlich:

Bs., Krankheitsgefühl seit 9. 12. 12, Lazarettaufnahme am 10. 12. 12 mit
hohem Fieber und sonst zunächst undeutlichen Symptomen.

Am 18. 12. 12 waren Milzschwellung und Roseolen festzustellen, am 20. 12. 12
war Heiserkeit vorhanden, am 25. 12. 12 trat starker Schnupfen auf, der wegen
Exkoriation der Nasenlöcher den Verdacht auf Diphtherie lenkte. Im Abstrich

wurden suspekte aber nicht typische Stäbchen gefunden (die Kultur aus dem Abstrich ergab keine Diphtheriebazillen!).

Am Nachmittag desselben Tages war der Schnupfen exquisit eitrig, in der Nase waren gelbe Membranen sichtbar, so daß Bs. abends 10000 I. E. Heilserum, teils intravenös, teils intramuskulär erhielt.

Am 26. 12. 12 war starker Belag auch im Rachen zu sehen, die Nase war mit gelben Membranen austapeziert, gleichzeitig entwickelten sich die Erscheinungen der Kehlkopfstenose I. Grades, kein Krupphusten, aber deutliche Pneumonie. Nachmittags wurde wegen zunehmender Atmungsbehinderung die Tracheotomia transversa ausgeführt, welche vorübergehend Besserung brachte. Tod 8 Stunden später.

Die Obduktion (vgl. pathol. anat. Teil) ergab Typhus, weit ausgedehnten deszendierenden Krupp und fibrinöse Pneumonie. Aus den röhrenförmigen Ausgüssen der kleineren Bronchien wurden Diphtheriebazillen fast in Reinkultur gezüchtet.

Der Kranke war vorher seines Wissens nicht mit Diphtheriekranken in Berührung gekommen; die Kranken seines Saales sowie das Pflegepersonal wurden bakteriologisch untersucht, ein Bazillenträger wurde nicht gefunden. Es besteht die Möglichkeit, daß Bs. selbst Bazillenträger war und daß die Diphtheriebazillen auf den typhös-geschwürig veränderten Schleimhäuten einen günstigen Nährboden fanden.

Dieser schwere Diphtheriefall veranlaßte uns, die anderen Kranken des Saales, die sämtlich hoch fieberten und von denen ein Teil ebenfalls Rachen- und Kehlkopferscheinungen darbot, besonders stark, mit je 1000 I. E. zu immunisieren. Glücklicherweise sind sonstige Diphtherieerkrankungen nicht vorgekommen, irgend welche Folgen der Immunisierung haben sich nicht gezeigt, von den Immunisierten ist keiner an Typhus gestorben.

Die Diagnose der mit Typhus verbundenen Diphtherie ist recht schwer, sowie die Beläge nicht deutlich sichtbar sind. Heiserkeit und Stenoseerscheinungen können auch durch typhöse Laryngitis hervorgerufen werden, typhöse Mandelbeläge, Rachengeschwüre und Soorwucherungen können diphtheritischen Belägen ähneln. Eitriger Schnupfen ist allerdings sehr verdächtig auf Diphtherie und gehört nicht zum Bilde des Typhus.

Tuberkulose.

Die allen erfahrenen Ärzten bekannte Tatsache, daß der Typhus ähnlich wie Masern zur aktiven Tuberkulose Beziehungen hat, sollte sich leider auch bei uns bewahrheiten.

Bereits bei der Obduktion eines foudroyanten Typhusfalles, des zweiten Toten der Epidemie (Z.), wurde eine länger bestehende Lungentuberkulose gefunden; die nachträgliche Anamnese ergab, daß Z., der als Gefreiter im zweiten Dienstjahr stand, während seiner ganzen Dienstzeit gehustet hatte. Die Tuberkulose war in disseminierter Form aufgetreten, konnte also leicht der Diagnose entgehen.

Interessanter war der Verlauf bei drei anderen Kranken:

1. Pionier Hr. (bereits S. 72 unter Empyem mit Typhusbazillen erwähnt) erholte sich nach der Empyemoperation schlecht und starb an Miliartuberkulose am 108. (116.) Krankheitstag.

2. Pionier Hs. machte einen äußerst protrahierten schweren Typhus von 39 (46-)tägiger Fieberdauer durch, erholte sich aber sehr schlecht. Im Anschluß an ein sicheres Rezidiv erkrankte er dann an Empyem (s. o.), das nach der Operation nur wenig Neigung zur Heilung zeigte. Am 151. Krankheitstage ein leichter Blutsturz, am 172. (179.) Krankheitstage Tod an abermaliger Lungenblutung. Nicht obduziert.

3. In manchen Beziehungen gleichartig verlief die Erkrankung des Pionier Kr., dessen sehr schwerer, primärer Typhus 42 (52) Tage gedauert hatte. Nach der Entfieberung war er natürlich sehr abgemagert, erholte sich aber in den ersten 7 Tagen recht gut. Am 5. 2. 13, dem 49. (59.) Krankheitstage trat wieder Fieber auf, das zunächst die typische Verlaufskurve und sonstige Symptome eines Rezidivs zeigte, doch schloß sich daran ein Zustand von schwerer Herzschwäche infolge Perikarditis an, welchem Kr. am 23. 2. 13 erlag.

Die Obduktion ergab neben dem Typhusbefund eine eitrige Perikarditis und in der Lunge eine alte abgekapselte Spitzentuberkulose mit Neuaussaat von miliaren Knötchen in beiden Lungen. —

Bei einem ziemlich leichten Typhus wurde bereits kurz vor der Entfieberung eine geringe Dämpfung über der rechten Lungenspitze neben feinem Knacken gefunden, dabei schleimig-eitriger Auswurf. Der Zustand besserte sich anfänglich, doch kam zu Anfang März eine bazilläre Lungenphthise zum Ausbruch. Dienstunbrauchbar mit Versorgung.

Vielleicht eine Folge des überstandenen Typhus waren drei Erkrankungen an schwartenbildender Pleuritis in der Spätrekonvaleszenz, die zur Dienstunbrauchbarkeit mit Versorgung führten.

Die Begutachtung nimmt einen Zusammenhang beider Erkrankungen an, der sich zwar klinisch nicht beweisen läßt, aber doch wohl möglich ist.

Vergleicht man mit obigen klinischen Beobachtungen die Zusammenstellung über Tuberkulose im pathol.-anat. Teil, so fällt der Prozentsatz der Typhusleichen auf, in welchen Tuberkulose gefunden wurde; denn die bekannte Häufigkeit alter tuberkulöser Veränderungen auf den Obduktionstischen pathologischer Institute ist mit unserem ausgesuchten Material doch nicht ohne weiteres vergleichbar. Weiterhin kann man auch eine Tuberkulose, die wie bei Ko. sich in Form mehrerer verkäster Bronchialdrüsen zeigt, doch nicht gerade als abgekapselte, relativ unschädliche Tuberkulose auffassen.

Beim Anblick der oft sehr mächtigen Schwellung typhöser Bronchialdrüsen drängt sich der Gedanke auf, daß eine derartige Drüsen-

schwellung, falls sie eine tuberkulös infizierte Drüse trifft, geradezu
zur Propagation der Tuberkulose die Veranlassung sein kann. Es
würde von besonders großem Interesse sein, bei Typhusleichen mit
verkästen Bronchialdrüsen das Herzblut nach neueren Methoden auf
Tuberkelbazillen zu untersuchen, wozu uns Zeit und Gelegenheit
mangelte.

Nachschübe und Rezidive.

Die Berichterstattung über Nachschübe stößt auf Schwierigkeiten,
weil der Begriff des Nachschubs schwer zu definieren ist. Der Nachschub unterscheidet sich nach der landläufigen Auffassung vom Rezidiv dadurch, daß die Entfieberung beim Nachschub noch nicht voll-
endet ist, wenn der Neuanstieg beginnt. Bei den bekannten Unregel-
mäßigkeiten der Typhuskurve ist damit nicht viel anzufangen, auch
vorübergehende Fieberdepressionen und Neuanstiege, denen der sonstige
Krankheitsverlauf absolut nicht parallel geht, könnten hiernach als
Nachschübe bezeichnet werden. Ebenso müßte man von einem Nachschub reden, wenn bei fast vollendeter Entfieberung am erwarteten
Ende des amphibolen Stadiums die Abendtemperaturen wieder für
einige Tage beträchtlich in die Höhe gehen. Rechnet man diese
Dinge als Nachschübe, so läßt sich aus unseren noch dazu therapeu-
tisch beeinflußten Kurven sehr viel derartiges herauslesen.

Eigentliche Nachschübe aber, die auch ohne Fieberkurve als
solche imponiert hätten, bei denen sich das Nachschubsmäßige in
jeder Beziehung ausprägte, sind selten gewesen und nur 11 Fälle =
4,7 % tragen diesen Charakter (Kurve 5), wie er z. B. auch bei
Curschmann, „Der Unterleibstyphus", 1913, S. 360 f., in Figur 43
und 44 dargestellt ist.

Besonderheiten boten unsere Fälle im übrigen nicht, nur daß
der Krankheitsverlauf in die Länge gezogen war.

Anders steht es mit den Rezidiven; denn bei denen haben wir
ein in jeder Beziehung wohl charakterisiertes Krankheitsbild.

Mehrfach mangelte zwar dem Rezidiv außer Fieber und leichter
Pulsbeschleunigung jegliches übrige Symptom, aber die Verlaufsart
des Fiebers und die Tatsache des vorausgegangenen Typhus dürfte
für die Klassifikation als Rezidiv genügen. Nicht hierher gerechnet
sind sogenannte Eintagsfieber in der Rekonvaleszenz, wenngleich diese
sicherlich zum großen Teile ätiologisch zu den Rezidiven gehören.

Über die Ursache des Auftretens der Rezidive haben wir keine
Erfahrungen gesammelt; weder konnten wir uns überzeugen, daß
Rezidive durch zu frühes Auftreten, noch durch Diätfehler veranlaßt
wurden.

Insgesamt kamen bei 43 Fällen erste Rezidive vor. Zur prozentualen Berechnung müssen von der Gesamtzahl von 240 Typhen 16 Fälle abgezogen werden, die am primären Typhus und nicht an den Folgen eines Rezidivs gestorben sind, es bleiben somit 226 Fälle übrig, von denen also der sechste Teil ($17,9\%$) Rezidive bekommen hat.

Wie verteilen sich nun die Rezidive auf die einzelnen Verlaufsformen? Wir finden da folgende Resultate:

145 Fälle mit 21 Rezidiven:

    Bei den 86 leichtesten Fällen . . . . . . 10 Rezidive

    „   „ 59 mittelschweren Fällen . . . 11   „

81 Fälle mit 22 Rezidiven:

    Bei den 81 schweren ausgeprägten Fällen . 22   „

226 Fälle.   43 Rezidive.

In unserem Material kommt es somit zum Ausdruck, daß die Wahrscheinlichkeit, ein Rezidiv zu bekommen, bei den schweren Fällen erheblich größer war als bei den leichteren. Es scheint dies kein Zufall zu sein; denn wir sehen Entsprechendes auch bei der Verlaufsart der einzelnen Rezidive.

Rezidive der leichteren Fälle.

Die durchschnittliche Dauer der Rezidive nach leichteren und mittelschweren Typhen (zweite Rückfälle nicht eingerechnet) betrug 8,2 Tage, wozu noch zu bemerken ist, daß drei dieser Rezidive etwas schleppend, aber ganz ohne ernstere Erscheinungen verliefen. Ein weiteres Rezidiv endete am 9. (13.) Tage unter den Erscheinungen eines malignen Typhus tödlich, es sei aber erwähnt, daß die Rezidivnatur dieses Falles wohl nicht sichergestellt ist.

Pionier Sl. war am 31. Dezember unter typhusverdächtigen Erscheinungen mit geringem Fieber erkrankt. Nach einigen Tagen anscheinend Genesung; die Beobachtung wurde im Hilfslazarett fortgesetzt. Am 29. Januar Aufnahme wegen erneuten Fiebers, Tod am 6. 2. 13.

Die Obduktion ergab neben frischen Geschwüren einzelne Unebenheiten der Darmschleimhaut mit geröteten Rändern, die als abgeheilte Geschwüre aufgefaßt wurden. —

6 Tage nach einem leichten Rezidiv ereignete sich bei einem Rekonvaleszenten eine schwere Darmblutung, von der er sich aber gut erholte.

Sonst war keins dieser Rezidive nach leichten Typhen irgendwie besorgniserregend, wenn auch zuweilen das Fieber über $39,0^\circ$ herausging; Durchfälle fehlten allermeist. Nur ein einziges, dazu fragliches zweites Rezidiv wurde gesehen, das allerdings, weil unter dem Bilde der exsudativen Pleuritis verlaufend, etwas ernster aussah; das

Fieber dauerte bei diesem 16 Tage, — doch war der Typhus nicht erheblich.

Rezidive der schwereren Fälle.

Anders war in der zweiten Gruppe das Bild der ersten Rezidive. Die Durchschnittsdauer betrug 19,5 Tage. Zwei Kranke sind im Rezidiv oder im unmittelbaren Anschluß an dasselbe an Sepsis gestorben, ein anderer bekam im Gefolge des Rezidivs ein Empyem und starb später an Hämoptoe. Auch sonst fanden sich ernstere Erscheinungen: höheres Fieber, stärkere Durchfälle, Darmblutungen, Bronchitiden (einmal Pneumonie) usw.

In der Gruppe der primär schweren Fälle finden sich fünf mit zweimaligen und drei mit dreimaligen Rezidiven. Diese späteren Rezidive waren bei Wf. (vgl. oben, lobäre Pneumonie) und bei Ka. ziemlich schwer.

Bei Ka. dauerte das erste nicht besonders bemerkenswerte Rezidiv 14 Tage, das zweite 24 tägige verlief wie ein normal schwerer Typhus, aber mit massenhaften Roseolen und Ikterus, das dritte 9 tägige ging außer mit Milzschwellung lediglich mit einer erheblichen und schmerzhaften Schwellung der Leistendrüsen einher.

Zweimal war das Rezidiv fast eine Kopie des primären Krankheitsverlaufes (Kurve 6). Alle Einzelheiten, die Lungenerscheinungen, der Milztumor, die Lokalisation der Roseolen waren genau im Rezidiv der primären Fieberzeit gleich. Hierher gehört auch, daß bei zwei Fällen, bei denen im primären Typhus Rachengeschwüre zu sehen gewesen waren, dieselben auch im Rezidiv wiederkehrten.

Meist bestand aber eine gewisse Regellosigkeit der Beziehungen zwischen primärem Typhus und Rezidiv, derart, daß der Milztumor, der während des primären Typhus nicht gefühlt wurde, im Rezidiv deutlich sein konnte und umgekehrt, das Rezidiv höhere Temperaturen hatte, aber von kürzerer Dauer war als der primäre Typhus, usw.

Weiterhin trug bei den meisten Rezidiven alles einen zusammengedrängten und verwaschenen Charakter; die Mehrzahl der Symptome war nicht sehr stark ausgeprägt.

Im allgemeinen war indes die Tendenz zu erkennen, daß die Rezidive sowohl der schweren wie der leichten Fälle leichter waren als der primäre Typhus. Von dieser Regel gab es nur acht Ausnahmen. —

Die Zeit, die zwischen der Entfieberung und dem Auftreten des ersten Rezidivs lag, variierte von 1—59 Tagen (Edt.) und betrug im Durchschnitt 11,6 Tage. Der allgemeine Charakter der Spät- und Frührezidive war gleich, höchstens könnte man sagen, daß bei den

Spätrezidiven ebenso wie bei den zweiten und dritten Rezidiven eine größere Neigung zu besonderen Lokalisationen bestand.

Es ist weiterhin bemerkenswert, daß bestehende Wundeiterungen otitischer und phlegmonöser Art während der Rezidive, wie wir mehrfach sehen konnten, stärker wurden und daß deren Heilung sich verzögerte.

Bei drei Rezidiven wurde durch Venenpunktion Blut entnommen, bei einigen mehrmals, aber es ist nur einmal gelungen, aus diesem Blut Typhusbazillen zu züchten. Die Widalreaktion war dabei stark positiv. Ebenso wurde auch bei vier Rezidiven versucht, aus den Roseolen Typhusbazillen zu züchten; davon zweimal mit Erfolg.

Die Nachkrankheiten.

Viele der häufigeren Nachkrankheiten des Typhus sind einfach durch die Herabsetzung der allgemeinen Widerstandskraft des Körpers gegenüber schädigenden Einflüssen zu erklären, wir finden sie demgemäß vorwiegend nach schwereren Typhen. So störte z. B. bei 5 Kranken eine lästige Furunkulose die beginnende Erholung, bei 2 anderen traten, sogar unter Fieber, Schweißdrüsenabszesse in den Achselhöhlen auf.

In einem Falle (Pl.) entwickelte sich 8 Tage nach der Entfieberung eine Anschwellung im rechten großen Brustmuskel, die allmählich hühnereigroß wurde und fluktuierte, so daß inzidiert werden mußte. Im Eiter nur Streptokokken. Es schloß sich eine Vereiterung der rechten Achselhöhlendrüsen an und nach einer Woche ein Abszeß in der rechten Wade, zwischen dem M. gastrocnemius und soleus. — Später ungestörte Heilung.

Einmal trat 19 Tage nach der Entfieberung ein rechtsseitiger Stirnhöhlenkatarrh auf, der unter geringem Fieber verlief. Im Eiter wurden keine Typhusbazillen gefunden. Der Katarrh heilte unter konservativer Behandlung in vier Wochen.

Ein anderer Kranker mußte wegen einer hartnäckigen Stirnhöhleneiterung, die aber schon vor der Dienstzeit bestanden hatte, zur spezialistischen Behandlung in das Garnisonlazarett Frankfurt verlegt werden.

Die der Typhusrekonvaleszenz eigentümlichen Knochenhautentzündungen am Schienbein kamen bei 5 Kranken vor. Dreimal bestand dabei die für die spätere Dienstfähigkeit so unerfreuliche Neigung zum Rezidivieren, doch trat schließlich Heilung ein; bei dem vierten dauerte die Schwellung nur einige Tage.

Der fünfte (Kg.) bekam in der Frührekonvaleszenz eine Periostitis am Schienbein, zwei Tage später eine druckempfindliche Schwellung am rechten Oberarmknochen, nach drei weiteren Tagen am linken großen Rollhügel, nach sechs Tagen am rechten, am siebenten Tage wurden mehrere Rippen auf der rechten Brustseite sehr schmerzhaft, jedoch ohne Schwellung. Dabei niedriges zweiwöchiges Fieber. Am Anschluß hieran trat ein Gelenkrheumatismus auf, der fast alle Gelenke befiel.

In dem Bericht der Station B wird die Ansicht geäußert, daß für die Periostitiden und einige andere lokalisierte Entzündungen, die dem Typhus eigentümlich sind und schon während der Fieberperiode auftreten oder als Nachkrankheiten meist von Fieber in der Form einer Rezidivkurve begleitet sind, aus Analogien geschlossen werden kann, daß der Typhusbazillus selbst die Ursache, mithin, daß das Ganze als Rezidiv oder Nachschub besonderer Art aufzufassen ist. Die wichtigsten dieser Nachkrankheiten sind, außer den Periostitiden, die Phlebitiden (Thrombosen) und die Neuritiden. Die Gründe, die dafür sprechen, diese Entzündungen allgemein als bakterielle und zwar typhobakterielle zu betrachten, sind erstens, wie gesagt, die charakteristische Fieberkurve, zweitens der Umstand, daß es eitrige Metastasen gleicher Lokalisation gibt, die meist allerdings schon während der eigentlichen Fieberzeit auftreten und aus deren Eiter lediglich Typhusbazillen gezüchtet werden und drittens die Tatsache, daß derartige nicht eitrige späte Lokalisationen auch als Teilerscheinungen eines sicheren Rezidivs neben sonstigen Symptomen desselben gesehen werden.

Von solchen Lokalisationen wurden auf der Station B beobachtet: einmal eine Spondylitis typhosa, zweimal eine Periostitis tibiae, einmal eine Pleuritis serosa, zweimal Lymphadenitis, 2 Phlebitiden und eine entzündliche Schwellung der Muskulatur und Sehnen am Unterschenkel.

Von diesen Nachkrankheiten ist keine bei der Zusammenstellung über erste Rezidive im vorigen Abschnitt mitgezählt.

Vielleicht gehören hierher auch die Fälle von neuralgischen Schmerzen in der Rekonvaleszenz und die oben beschriebene fieberlose Schulterlähmung.

Bei den beiden Phlebitiden konnte man keinesfalls etwa von marantischen Thrombosen sprechen; denn die Typhen waren zwar wohl ausgebildet, aber durchaus nicht übermäßig schwer gewesen, der Ernährungs- und Kräftezustand war im Beginn der Thrombose ganz gut, und die Kurven waren die typischen eines Nachschubs und eines Rezidivs.

Bei dem einen (Fh., Kurve 7) begann die Phlebitis mit heftigen Wadenschmerzen. Am folgenden Tage war das ganze Bein gleichmäßig geschwollen und bläulich verfärbt, so daß eine Thrombose der V. femoralis angenommen wurde.

Bei dem anderen (Rl., Kurve 8) war die Schwellung weniger erheblich und auf die Innenseite des Oberschenkels beschränkt, ging auch schneller zurück, so daß wir auf eine Thrombose lediglich der V. saphena schlossen.

Beide wurden nach der üblichen Behandlung und anschließenden Badekur im Juni 1913 als dienstunbrauchbar mit Versorgung entlassen.

Eine Erkrankung an Pleuritis serosa, welche wegen der sehr charakteristischen Kurve wahrscheinlich hierher gehört, ist oben als ein zweites Rezidiv erwähnt. Die Pleuritis trat nach 17 fieberfreien Tagen auf; aus dem Probepunktat konnten Typhusbazillen nicht gezüchtet werden; die Widalreaktion war natürlich stark positiv.

Spondylitis typhosa. Bei Edt. traten am 31. Tage nach der Entfieberung zuerst Schmerzen in den Lenden auf, die anfänglich auf Lumbago bezogen, nachher als lumbale Neuralgie aufgefaßt wurden. Am 28. 2. 13, dem 76. (85.) Krankheitstage und 59. Tage nach der ersten Entfieberung fing E. wieder an zu fiebern; am 3. 3. 13 waren die Mandeln geschwollen, und auf der rechten Mandel fand sich genau wie im primären Typhus ein kleines Geschwür. Zu derselben Zeit nahmen die Schmerzen im Rücken zu, die Wirbelsäule war deutlich steif, und der zweite und dritte Lendenwirbeldornfortsatz begann etwas hervorzuragen. Entfieberung am 7. 3. 13 (vgl. Kurve 9). In der Folgezeit ließen die Schmerzen nach, aber die Wirbelsteifigkeit blieb bestehen, und E. wurde am 15. 5. zur chirurgischen Weiterbehandlung nach Darmstadt verlegt. Hier ergab die Röntgenuntersuchung ein Verwaschensein beider Wirbelkörper und ihrer Seitenfortsätze; daneben bestanden Reflexsteigerungen an den Beinen und eine diesen Lendenwirbeln entsprechende Hyperästhesie und -algesie in Badehosenform. Edt. wurde zunächst mit Streckverbänden, dann mit Gipskorsett behandelt, das nach 6 Wochen im Genesungsheim entfernt wurde.

Wegen mäßiger Steifigkeit der Lendenwirbelsäule dienstunbrauchbar mit Versorgung.

Lymphadenitis als typhöse Spätlokalisation wurde zweimal gesehen: einmal (Ka. vgl. Kurve 10) als sehr schmerzhafte Leistendrüsenschwellung mit charakteristischer Rezidivkurve als drittes Rezidiv am 97. (112.) Krankheitstage, dem 14. Tage nach der vorhergehenden Entfieberung und einmal als eine ganz akute starke Drüsenschwellung an einem Kieferwinkel.

Eine entzündliche Schwellung der Muskulatur und Sehnen am Unterschenkel als drittes Rezidiv bot in ihrem Verlaufe nichts Besonderes.

In allen diesen Fällen waren mit Ausnahme der Fieberkurve, des bei Edt. beobachteten Mandelgeschwürs und einer Milzschwellung sonstige Typhussymptome nicht vorhanden, und es ist auch zu betonen, daß ebenfalls bei allen diesen Kranken mehrfache Blut-, Stuhl- und Urinuntersuchungen keine Typhusbazillen ergeben haben.

Rekonvaleszenz.

Die Genesung und Erholung der meisten Typhuskranken vollzog sich, soweit sie nicht durch Komplikationen, Eiterungen oder Rezidive verzögert wurde, in schneller und gleichmäßiger Weise, wie dies bei einem konstitutionell kräftigen Menschenmaterial nicht anders zu erwarten war.

Störend waren die oben beschriebenen, länger anhaltenden Pulsbeschleunigungen, ferner bei vier Kranken leichte Schwächesymptome in Gestalt abendlicher Knöchelödeme, die in den ersten Tagen nach Verlassen des Bettes auftraten, aber nach etwa 2 Wochen aufhörten.

Bei einem dritten Kranken (Bf.), dem schwersten der nicht tödlich endigenden Typhen waren diese Ödeme noch 4 Monate nach geschehener Entfieberung allabendlioh festzustellen. Die Anschwellung war anfänglich nicht nur auf die Knöchelgegend beschränkt, sondern ergriff auch die Unterschenkel und die Füße. Bf. war durch einen sehr langen Typhus — 84 (78) Tage Fieber, schwere Otitis mit operierter Mastoiditis — aufs äußerste heruntergekommen und hatte vor allem an den Muskeln der Beine große Einbußen erlitten. Mit fortschreitender Erholung und Zunahme der Muskelkraft besserten sich auch die Ödeme, so daß er schließlich wieder dienstfähig wurde.

Über den Temperaturverlauf in der Rekonvaleszenz ist oben (Fieber) schon berichtet. Es sei hier nochmals hervorgehoben, daß die postfebrilen Untertemperaturen in der ausgeprägten Form der Lehrbücher etwa in einem Drittel der schweren Fälle, einmal 22 Tage lang beobachtet wurden. Meist waren diese Untertemperaturen nur um $0,2^0$ geringer als die nach 8—10 Tagen erreichten Normalhöhen. Vielleicht liegt diese geringe Differenz an der axillaren Messung.

Das Körpergewicht nahm besonders bei den stärker abgemagerten Kranken schnell zu, die wöchentliche Durchschnittszunahme betrug 1—2 kg; die stärkste Zunahme innerhalb einer Woche waren 9 kg (der größte Verlust während der Fieberperiode war ein Minus von 21,5 kg gegenüber einem Einstellungsgewicht von 68 kg gewesen). Vielfach war der durch die Zunahme erreichte Ernährungszustand insofern nicht ganz erfreulich, als manche Rekonvaleszenten von schweren Typhen zeitweise recht aufgeschwemmt aussahen, überhaupt zu dick waren; das hat sich aber mit dem Nachlassen des meist recht lange anhaltenden Heißhungers und bei stärkerer Körperbewegung von selbst gegeben. Es wurde auch versucht, durch leichte Muskelmassago einen besseren Eiweißansatz in die Wege zu leiten.

Nachdem im Lazarett und Hilfslazarett genügende Erholung neben bakteriologischer Genesung eingetreten war, wurden die meisten Kranken (66) zum Antritt eines Erholungsurlaubs in die Heimat entlassen; 70 kamen in Genesungsheime, und zwar wurden hierfür vorwiegend solche Rekonvaleszenten bestimmt, welche wegen Blässe oder sonstiger Schwäche, Pulsbeschleunigung oder systolischer Herzgeräusche auffielen, oder endlich in geringer Zahl solche, deren heimatliche Verhältnisse nicht die Gewähr für ein zweckmäßiges Verbringen des Erholungsurlaubs zu bieten schienen. 11 Kranke wurden zu Badekuren bestimmt, und zwar zwei nach Nauheim wegen Mitralinsuffizienz und Herzmuskelschwäche, die anderen nach Wiesbaden, davon je einer wegen Schulterlähmung, Thrombose, Ischias, je zwei wegen Brustfellschwarten nach Empyem, zur Nachbehandlung geheilter Phlegmonen und Gelenkrheumatismen.

6 Kranke wurden in andere Lazarette verlegt und zwar ein Dauerausscheider (s. o.) nach Gießen, einer wegen Spondylitis ty-

phosa nach Darmstadt, einer wegen Ekzems des Hodensacks nach Mainz, einer wegen Stirnhöhleneiterung und zwei wegen Mittelohreiterungen nach Frankfurt a. M.

Bakteriologische Genesung.

Die Untersuchung des Stuhles und Urins geschah bei den leichtesten Fällen, die schon Ende Dezember oder Anfang Januar ins Hilfslazarett entlassen werden sollten, erstmalig unmittelbar nach der Entfieberung und dann noch 3 mal, beginnend frühestens 14 Tage nach der Entfieberung. Später, nach Schluß des Hilfslazaretts, wurden die im Garnisonlazarett befindlichen Kranken ebenfalls frühestens 14 Tage nach der Entfieberung 3 mal untersucht, vor allem aber so, daß diese Untersuchungen möglichst kurz vor der beabsichtigten Entlassung lagen. Hierdurch mögen länger dauernde Bazillenausscheidungen bei solchen Kranken übersehen worden sein, deren Typhus zwar längst abgelaufen war, die aber wegen Komplikationen im Lazarett blieben. Es ist bei 16 Patienten festgestellt, daß mit dem Stuhl Bazillen noch einige Zeit nach der Entfieberung entleert wurden, davon 3 mal dieselbe um 14 Tage überdauernd. Ein dritter Kranker, dessen Typhus mit Gallenblasenentzündung verbunden war (Ad., vgl. o. unter Leber), behielt seine Bazillen 43 Tage nach der Entfieberung und bei dem später an Hämoptoe nach Empyem gestorbenen Hs. wurden die Bazillen noch am 30. 5. 13, dem 165. Lazaretttag, im Stuhl gefunden. Hs. hatte einen sehr schweren Typhus und noch im März ein Rezidiv durchgemacht.

Bei Wr. wurden drei Wochen nach der Entfieberung Bazillen im Stuhlgang gefunden, dann etwa 14 Tage lang keine, und von da an wurden dauernd Bazillen ausgeschieden. Wr. wurde zur Behandlung mit dem Fornet'schen Impfstoff nach dem Garnisonlazarett Gießen verlegt, doch waren die Einspritzungen erfolglos. Dienstunbrauchbar mit Versorgung. (Als Zimmermann 10 % erwerbsbeschränkt.)

Bazillenausscheidung im Urin, die das Fieber um einige Tage überdauerte, aber nach einigen Urotropingaben verschwand, wurde bei 9 Kranken festgestellt.

Diagnose.

Die klinische Diagnose war bei dieser Epidemie nur für die ersten Fälle schwierig. Es kam, wie bereits des Näheren ausgeführt, differentialdiagnostisch fast nur Grippe in Betracht.

Nachdem die Epidemie einige Zeit vorgeschritten war und Milzschwellungen und Roseolen gefunden waren, war die Diagnose leicht, und es mußte, wie eingangs erwähnt, lediglich getrachtet werden, die sicheren Typhen von den Verdächtigen und den Nichttyphösen zu trennen. Schematisch geschah dies folgendermaßen:

Hatten wir außer charakteristischem Fieberanstieg zwei Kardinalsymptome — und wir fassen als Kardinalsymptome den relativ verlangsamten, anfangs weichen, später dikroten Puls, die Milzschwellung und die Roseolen zusammen — so konnte die Diagnose als absolut sicher betrachtet werden. Anders war es, wenn nur ein Kardinalsymptom außer Fieber vorhanden war. Fieber mit Milztumor reichte zwar für die Diagnose aus, und wir haben uns darin keines Mißgriffes schuldig gemacht, während die Roseolen, wenn sie bei den leichten diagnostisch unklaren Fällen nicht recht deutlich waren, uns nicht zur sicheren Erkennung der Krankheit genügten. Ein brauchbareres Symptom, wenigstens bei unserem Menschenmaterial war zweifellos der doppelschlägige Puls, falls er deutlich fühlbar war. Fieber und ausgesprochen dikroter Puls konnten mit großer Sicherheit auf Typhus bezogen werden. Waren dazu noch einige der weniger wichtigen Typhussymptome vorhanden, so trug dies natürlich zur Sicherung der Diagnose bei. Eine fuliginöse Zunge war innerhalb dieser Epidemie für Typhus fast beweisend, aber auch schon die gelb bräunlich belegte, etwas trockene Zunge zum mindesten verdächtig.

Das Syndrom des Status typhosus, das Ileozökalgurren, der Meteorismus, die Miliaria sind als unterstützende Zeichen benutzt worden; dagegen wurde das Symptom der Typhusstühle mit Vorsicht verwertet, zumal es zeitweise nicht möglich war, alle Stühle aufzubewahren und gelegentliche Verwechselungen nicht ausgeschlossen erschienen. Auch die Bronchitis konnte in vielen Fällen zur Unterstützung der Diagnose herangezogen worden; man verhehle sich aber nicht, daß ohne die Tatsache der festgestellten Epidemie allein auf die Bronchitis hin die Diagnose recht schwierig hätte sein können. Gerade die Bronchitis legte den Gedanken an Influenza nahe, und die Pneumonie der schweren Fälle konnte trotz des Fehlens des rostfarbenen Sputums wohl als genuine Pneumonie aufgefaßt werden. Ebenso war im Initialstadium die Verwechselung mancher Fälle mit einfacher Angina durchaus möglich, und man muß aus diesen Erfahrungen wieder die alte Lehre ziehen, daß beim Typhus schon das Inbetrachtziehen der Diagnose vielfach die halbe Diagnose ist.

Den Schlußstein bildete natürlich die bakteriologische oder serologische Feststellung der Krankheit.

Sie wurde in wenigen Fällen nötig, und es mußte möglichst Rücksicht auf die bakteriologische Station genommen werden, die mit der Untersuchung der gesund gebliebenen Mannschaften und mit den Entlassungsuntersuchungen schon überbürdet war.

Das Venenblut von 32 Kranken der Station B wurde bakteriologisch untersucht, und bei 8 von diesen wurden Typhusbazillen nachgewiesen. Bei weiteren 5 Kranken wurden Typhusbazillen aus den Roseolen gezüchtet, während bei 4 Kranken dies nicht gelang. Bei 5 der 32 erwähnten Kranken war das Venenblut an zwei verschiedenen Tagen bazillenhaltig. Bei den Patienten, deren Roseolenblut untersucht wurde, handelt es sich um klinisch sichere Fälle, ebenso bei 7 der 32 Typhen, von denen Venenblut entnommen wurde. Bei 15 von den restierenden 25 Kranken traten bald nach der negativen Untersuchung sichere Typhussymptome auf, so daß eine nochmalige Blutentnahme überflüssig wurde, teilweise war bei diesen auch schon jetzt im frühen Stadium die Widalreaktion positiv, ebenso bei weiteren 4 Fällen, die klinisch sonst symptomenfrei waren. Einer von den übrigen sechs erwies sich später als nichttyphöse trockene Pleuritis, bei einem anderen wurde nach langer Zeit die Widalreaktion noch positiv, und bei 4 Fällen blieb sie dauernd negativ. 3 von diesen, die nur kurz fieberten, sind als nicht typhös aufgefaßt und zur weiteren Beobachtung in das Hilfslazarett entlassen worden, aber einer (Ww.) blieb wegen 20(21-)tägigen niedrigen Fiebers 36 Tage im Lazarett.

Ww. war vielleicht die härteste Nuß für die Diagnose: es fanden sich Roseolen, deren Natur mehr als fraglich war, der Puls war zeitweise schwach dikrot, eine leichte Milzvergrößerung konnte nur perkutorisch ermittelt werden, der Zungenbelag war uncharakteristisch, Durchfälle nur vorübergehend vorhanden, die Lungen waren frei von Geräuschen, die anfängliche Heiserkeit verschwand sehr schnell. Natürlich wurden die bakteriologischen Untersuchungen oft wiederholt, auch des Stuhls und Urins, blieben aber ebenso wie die Widalreaktion stets negativ. Das einzige, was einigermaßen charakteristisch war, waren die Typhuskurve und das Typhusgesicht.

Wir haben nach längerer Isolierung doch schließlich den Ww. ohne Schaden für ihn mit den anderen Typhuskranken zusammengebracht und halten die Diagnose Typhus bei ihm trotz des fehlenden bakteriologischen, serologischen und des sehr geringen klinischen Befundes innerhalb dieser Epidemie für berechtigt.

Vielleicht sind dementsprechend auch die oben genannten 3 Fieberfälle ohne Befund mit negativer Widalreaktion doch Typhen gewesen. Leider haben wir es versäumt, nachträglich noch bei den klinisch sicheren, aber leichtesten und schnell entlassenen Kranken die Widalreaktion anzustellen. Vielleicht wäre sie auch bei manchen von diesen nicht positiv gewesen, wie der Fall Ww. lehrt.

Die schweren Fälle sind später sämtlich serologisch untersucht worden: sie hatten alle eine stark positive Widalreaktion.

Im Bericht der Station A ist nur kurz erwähnt, daß mit Ausnahme von 4 Todesfällen in allen 109 Fällen der Station die klinische

Diagnose entweder bakteriologisch oder serologisch bestätigt wurde; darunter waren einige ganz leichte Erkrankungen, die überhaupt keine Typhussymptome darboten, und die unter anderen Verhältnissen einer ärztlichen Beurteilung kaum unterworfen gewesen wären.

Prognose, Ausgänge.

Die für die Prognose der Hanauer Typhuskranken maßgebenden Gesichtspunkte gehen größtenteils aus den bisherigen klinischen Darlegungen hervor.

Es hat sich nicht feststellen lassen, daß Beziehungen zwischen den mehr oder minder großen Mengen des genossenen infizierten Kartoffelsalats und der Schwere der nachherigen Erkrankung bestanden haben. Wohl aber mögen die der Epidemie vorausgegangenen Frosttage mit ihren vielen Erkältungskrankheiten einen begünstigenden Einfluß auf das Entstehen schwererer Bronchial- oder Lungenerscheinungen ausgeübt und damit die Prognose verschlechtert haben.

Eine Einwirkung vorheriger erheblicher Körperanstrengungen auf Morbidität und Mortalität an Typhus ist an unserem Material nicht ersichtlich. Der ältere Jahrgang, der im November zweifellos geringeren Anstrengungen unterworfen war, als die frisch eingestellten Rekruten, ist an den Erkrankungs- und Sterblichkeitszahlen prozentual in gleicher Weise wie der jüngere Jahrgang beteiligt, und die Verteilung der Fälle auf leichte und schwere Verlaufsformen verschiebt sich bei dem älteren Jahrgang nur um wenige Prozente zu Gunsten der leichteren Typhen.

Die Beobachtung der letalen Fälle lehrt uns, daß bei Konstitutionen, wie sie dem Hanauer Krankenmaterial entsprechen, das Verhalten des Pulses für den Krankheitsverlauf den Ausschlag gibt. So lange der Puls relativ verlangsamt war, konnte die Prognose nicht als schlecht bezeichnet werden, stieg er in der ersten Krankheitshälfte erheblich und dauernd an, so wurde die Prognose ungünstig. In der zweiten Krankheitshälfte verwischte sich dies, da der Puls dann häufig recht frequent wurde. Natürlich muß hier von Pulssteigerungen durch Komplikationen abgesehen werden.

Daß früh auftretende erhebliche Pneumonien gleichfalls prognostisch recht ungünstig sind, ist bekannt, doch gab es da zweifellose Ausnahmen. Das gleiche gilt von den Affektionen des Zentralnervensystems: schwere nervöse Erscheinungen trübten die Prognose insofern, als auch bei nichtletalem Verlaufe ein langes Krankenlager mit Komplikationen zu erwarten stand, ebenso wie Pneumonien fast nur bei den lange dauernden und später komplizierten Fällen vorkamen.

Weiterhin konnten als prognostisch ungünstig angesehen werden: länger dauernde Durchfälle mit zahlreichen schwächenden Entleerungen, oft als Vorläufer von Darmblutungen, die ja immer die Prognose verschlechtern, Stimmlosigkeit, häufiges Nasenbluten, sehr starker Meteorismus, frühzeitige Blässe, stärkere Zyanose, Tuberkulose oder tuberkulöse Infektion und längeres Zögern der Entfieberung, letzteres insofern, als auch bei diesen zögernden Fällen meist erhebliche Komplikationen und Nachkrankheiten zu erwarten waren.

Die weiteren Todesursachen der 20 Gestorbenen geben uns folgendes Bild:

10 mal Typhus gravissimus,
 1 „ Darmblutung,
 4 „ Perforationsperitonitis,
 1 „ Kombination mit Diphtherie,
 1 „ Miliartuberkulose nach Empyem,
 2 „ Sepsis,
 1 „ Hämoptoe nach Empyem,

letztere drei im Anschluß an schwere Rezidive.

Von den Gestorbenen gehörten 7 der Station A und 13 der Station B an.

Nicht nur betreffs der Nachkrankheiten und Komplikationen, sondern auch bezüglich der Krankheitsdauer standen die von vornherein schweren Typhen insofern ungünstiger da, als, abgesehen von dem längeren Fieber und der nötigen Erholungszeit auch dadurch der Lazarettaufenthalt verlängert wurde, daß die schweren Typhen mehr zu langen und schweren Rezidiven neigten als die leichten.

Die Mehrzahl der Kranken (bis jetzt 194) ist dienstfähig geblieben, dienstunfähig geworden sind bisher 26 Kranke. Im allgemeinen Teil (S. 5) sind die Krankheitszustände, welche die Dienstentlassung begründeten, zusammengestellt, und die Prozentzahlen über die Ausgänge angegeben.

Die Dauer der Lazarettbehandlung betrug durchschnittlich 45 Tage; insgesamt entfielen auf die Typhusepidemie in Hanau rund 10 800 Lazarettbehandlungstage.

Behandlung.

Die Gründe, welche uns veranlaßt haben, von einer prophylaktischen Anwendung von spezifischen Typhusschutzstoffen bei dem Pflegepersonal abzusehen, sind im allgemeinen Teil auseinandergesetzt.

Wir beabsichtigten aber einer spezifischen Behandlung der bereits Erkrankten ein größeres Interesse zuzuwenden. Leider war der größte

Teil unseres Krankenmaterials hierfür nicht geeignet; denn derartige Behandlungsmethoden sind im allgemeinen nur zweckmäßig, wenn sie frühzeitig angewendet werden und die erlangten Resultate sind nur dann wissenschaftlich brauchbar.

Das uns gütigst zur Verfügung gestellte Kraus'sche antiendotoxische Serum gelangte aber leider erst am 29. 12. 12 in unsere Hände, und nur zwei späte Fälle, die beide den Eindruck eines wohl ausgebildeten Typhus machten, schienen für eine Serumbehandlung geeignet:

1. Pionier Sh., Krankheitsgefühl seit 20. 12. 12, Aufnahme am 24. 12. 12 mit mittelhohem, stark remittierendem Fieber, Bronchitis und gutem Allgemeinbefinden. Vom 30. 12. 12 an schien der Zustand etwas ernster zu werden; am 31. 12. 12 Morgentemperatur 38,0°, Einspritzung von 20 ccm Krausserum. Abendtemperatur 40,5° Am 1. 1. 13 zunehmende Apathie. Das Fieber sank von da an bis kurz vor dem an Perforationsperitonitis (s. o.) am 5. 1. 13 erfolgten Tode nicht mehr unter 39,0°.

2. Pionier W. erkrankte am 29. 12. 12 mit Kopfweh und niedrigem, allmählich ansteigenden Fieber. Lazarettaufnahme am 2. 1. 13 bei mittelschwerem Allgemeinzustand. Eine am 3. 1. 13 vorgenommene Injektion von 20 ccm Krausserum hatte keinen deutlichen Einfluß auf den mittelschweren Krankheitsverlauf. Geheilt.

Es ist zu bemerken, daß die bei beiden Kranken intraglutäal gemachten Injektionen lebhafte, über 48 Stunden anhaltende und in das ganze Bein ausstrahlende Schmerzen zur Folge hatten.

Zu einer Vaccinebehandlung des Typhus konnten wir uns nicht entschließen, da nach Maßgabe der deutschen Literatur uns die Ungefährlichkeit der betreffenden Methoden nicht völlig erwiesen schien.

Bei den übrigen Typhusfällen wurde die übliche diätetisch-symptomatische Behandlung durchgeführt, die sich zunächst auf peinliches Reinhalten des Körpers, Vermeidung von unnötigen Bewegungen (Stuhlgang und Wäschewechsel möglichst im Liegen!) und auf eine sorgfältige Mundpflege erstreckte.

Jeder Kranke erhielt sein Mundspülwasser zur fleißigen Benutzung und mußte nach Möglichkeit sich auch täglich seine Zähne putzen, während bei den schwersten Fällen natürlich das Personal die Reinigung der Lippen, Zunge, Zähne und des Zahnfleisches übernahm. Hierbei wurde meist Boraxglycerin verwendet. — Im Anfang der Epidemie standen für das Umbetten leider keine Reservebetten zur Verfügung, und es mußte ohne diese während der Bäder der Bettwäschewechsel usw. vorgenommen werden, was natürlich zuweilen zu Unbequemlichkeiten führte. In etwas späterer Zeit, in der Dekubitus zu befürchten sein mußte, war für Reservebetten gesorgt, und es wurde die Erfahrung gemacht, daß man unter knappen Verhältnissen mit einem Reservebett für 6—10 fiebernde Typhuskranke auskommen kann.

Diät.

Von der reinen Milchdiät alter Art wurde Abstand genommen und statt dessen flüssig-breiige gemischte Kost gegeben. Der Speisezettel für einen Typhuskranken setzte sich für gewöhnlich folgendermaßen zusammen: III. Form ohne Fleisch und Brot, die Suppen gut durchgerührt, 3—4 Portionen Milch, Fleischbrühe mit Ei, ein Ei extra, 1—2 Portionen Kakao, Mineralwasser, Zitrone, Zucker oder Himbeersaft, schwerer Weißwein oder Kognak nach Bedarf.

Es war dies die Normaldiät, welche auch ohne besondere ärztliche Aordnung den Kranken angeboten wurde. An Stärkungsmitteln wurden das freundlichst zur Verfügung gestellte Ovomaltin (das aber auf die Dauer nicht gerade gern genommen wurde), Maizena, ferner Fruchtgelees, süße Speisen, Yoghurt (von den Kranken sehr begehrt) und extraktartig eingekochte Fleischbrühe benutzt. Protrahierte Fälle erhielten noch während des Fiebers Zulagen an Reisbrei, Kartoffelbrei, Rühreiern. Nach Beginn der Rekonvaleszenz, im allgemeinen am 7. fieberfreien Tage, wurde mit dem langsamen Steigern der Ernährung begonnen.

Der Berichterstatter der Station B urteilt nun:

„Ich glaube, dass in der geschilderten Weise die Diät dem Graves'schen Grundsatze, daß man „das Fieber nähren solle" entspricht. Ich möchte aber doch gegen die Ansicht auftreten, als ob das immer gelänge. Die kalorienreiche Ernährung wird besonders für die schweren und voraussichtlich lang dauernden Typhen gefordert, die sonst an Abmagerung und Entkräftung sterben würden. Aber gerade den Kranken mit schweren Typhen, die es am nötigsten hätten, ist oft nur wenig Nahrung beizubringen, und selbst bei geschicktester Pflege wird bisweilen tagelang jede Nahrung verweigert. Es kommt dabei natürlich auf die Erfahrung des Personals an und man wird gut tun, demselben in der Benutzung der besonderen Stärkungsmittel einen gewissen Spielraum zu lassen; aber man möge nicht glauben, daß die verschriebenen Speisen von den Schwerkranken auch restlos gegessen werden. Das Personalwird natürlich einem für die reichliche Ernährung der Typhuskranken interessierten Arzt gegenüber gern behaupten, die Kranken hätten samt und sonders ihre 2500—3000 Kalorien zu sich genommen, aber ein Blick in die nur halb geleerten oder kaum berührten Eßnäpfe und Trinkgefäße, welche die Station verlassen, lehrt das Gegenteil. Natürlich soll man den Pflegekräften gegenüber auf ein ständiges Anbieten von Nahrung dringen, man mache sich aber keine Illusionen darüber, daß etwa in jedem Falle eines wirklich schweren Typhus die reichliche Ernährung dauernd möglich wäre."

In ursprünglich mehr medikamentöser Absicht wurde seit Mitte Januar in vielen Fällen Yoghurt verabreicht. Es sollte damit versucht werden, eventuell Dauerausscheidungen zu verhindern und zu bekämpfen und tatsächlich sind auch zwei Bazillenausscheider nach achttägigem Yoghurtgebrauch bazillenfrei geworden, zwei andere aber haben ihre Typhusbazillen lange Zeit trotz Yoghurt behalten. Es stellte sich indes heraus, daß Yoghurtmilch von den Fiebernden sowohl wie von den Rekonvaleszenten außerordentlich gern genommen wurde, und daß sie bei verstopften Rekonvaleszenten regulierend auf die Stuhlentleerungen wirkte. Wir haben in der Lazarettapotheke hergestellte Yoghurtmilch verwendet und dazu die Klebs'schen Glycobactertabletten gegeben. Die ausgeführten Stuhluntersuchungen haben die Anwesenheit von Bac. bulgaricus oder Bac. glycobacter in auffälliger Zahl im Stuhl nicht ergeben.

Antipyretika und Bäder.

Im Anfang der Epidemie war man auf ausgedehnte Anwendung von Fiebermitteln angewiesen, da in einem Pavillon und in den Döcker'schen Baracken nicht gebadet werden konnte, und überhaupt die Zahl der Hochfiebernden viel zu groß für Badeeinrichtung und Personal war. Auf beiden Stationen sind daher viele, besonders die leichten Typhen nur mit Fiebermitteln, wenige nur mit Bädern, und endlich die meisten schweren Typhen gemischt, mit Bädern und Fiebermitteln behandelt worden. Die Anwendung war im Einzelnen auf den Stationen etwas verschieden; und die Urteile der Stationsärzte über den Wert der Behandlung weichen ziemlich voneinander ab.

Bei der sehr großen praktischen Bedeutung, welche diesen Fragen innewohnt, seien daher die wichtigsten Punkte über diesen Teil der Behandlung aus den beiden Berichten ausführlich hervorgehoben.

Die Station A betont, daß

„von Antipyreticis nur Pyramidon verabfolgt wurde, um die allgemeine Abgeschlagenheit, Kopfschmerzen, Benommenheit, Delirien und die Steigerung der Körperwärme zu bekämpfen. Es wurde bei allen Fiebernden angewandt, anfänglich 2 stündlich 0,2 bis höchstens 5 mal und nachher 3 stündlich 0,2 bis höchstens 5 mal. Damit ist schon gesagt, daß das Mittel nur bei Tage gegeben wurde, und den Kranken die Nacht zur Ruhe blieb. Mit dem Nachlassen der typhösen Erscheinungen wurde natürlich weniger Pyramidon gegeben. Die beste Art der Dosierung schien die 3 stündliche Anwendung in Mengen von 0,15—0,2 zu sein. Hierdurch schwanden fast immer die Kopfschmerzen, die Kranken fühlten sich wohler, Benommenheit und Delirien waren selbst in den schwersten Fällen nur vorübergehend vorhanden, bis gegen Abend war die Körperwärme um 1—2°, mitunter noch mehr gefallen. Damit war der Zweck, die Kranken in einen Zustand zu bringen, der ihnen eine ruhige Nacht ermöglicht, erreicht. Die Widerstandskraft des Körpers wurde neu gestärkt. In den meisten Fällen hatten die Kranken einige Stunden ruhigen Schlaf. Die Wirkung des Pyramidon auf die Körperwärme war weniger im Stadium der Kontinua als in dem der steilen Kurven zu ersehen. Im ersteren erfolgte im Laufe eines Tages eine Herabsetzung von 1—1^1/$_2$°, während in letzterem Herabsetzungen von 3° keine Seltenheit waren. Pyramidon wurde von allen auch bei längerem Gebrauch gut vertragen. Als Arzneiwirkung trat Erbrechen nur ganz vereinzelt auf, Kollaps niemals. Stärkerer Schweißausbruch war im allgemeinen nur nach Darreichung der ersten Dosis morgens zu beobachten; Wechsel der Leibwäsche war öfters notwendig. Üble Nachwirkungen in bezug auf Häufigkeit von Rezidiven oder Darmblutungen konnten nicht festgestellt werden. In manchen Fällen scheint eine Abkürzung des Fieberstadiums durch die Pyramidonbehandlung erreicht worden zu sein.

Von Anfang an wurde neben Darreichung von Pyramidon mit Baden begonnen, und zwar mit Vollbädern zunächst von 35° C. und dann 32° C bei einer Badedauer von anfänglich 10, nachher 20 Minuten. Im Bade erfolgte unter dauerndem Umrühren eine allmähliche Abkühlung von 8° durch Zugießen von kaltem Wasser. Nach dem Bade wurde der Kranke in ein Bettuch eingeschlagen und mit wollener Decke für eine halbe Stunde gut zugedeckt. Alsdann wurde er in sein frisch hergerichtetes, leicht angewärmtes Bett gebracht. Im allgemeinen wurden bei Schwerkranken bis drei Bäder und bei den übrigen ein Bad verabfolgt. Während der Nacht wurde überhaupt nicht gebadet; wenn es der Zustand erforderte, wurden Ganzpackungen gemacht. Hatten Kranke schon längere Zeit gebadet, so wurde wieder mit wärmeren Bädern von 35° begonnen, da ihnen Bäder von 32° unangenehm wurden.

Mit den Bädern war die Pyramidonbehandlung vereinigt, doch fiel die Dosis Pyramidon um die Zeit aus, wo ein Bad verabfolgt wurde. Durch Pyramidon und durch Baden wird das Gleiche erstrebt und erreicht, aber die Vereinigung erhöht die Wirkung und hat noch besondere Vorteile. Durch ein Bad wird die gewollte Wirkung schneller erreicht als durch Pyramidon; sie ist jedoch besonders im

Stadium der Kontinua nicht lange andauernd. Durch sehr häufiges Baden aber wird in gewissem Sinne eine Schwäche des ganzen Organismus hervorgerufen — ich will völlig davon absehen, daß häufiges Baden sehr viele Pflegekräfte beansprucht. Durch mehr oder minder häufige Darreichung von kleinen Pyramidongaben wird die Wirkung zu einer länger anhaltenden gemacht. Ich möchte daher bei der Typhusbehandlung weder auf Pyramidon noch auf Baden verzichten, da letzteres hinsichtlich der Hautpflege durch nichts zu ersetzen ist. Die Vereinigung von Pyramidon und Bäderbehandlung halte ich für die beste Typhustherapie."

Die Station B gebrauchte

„Pyramidon anfänglich ganz schematisch in der Weise, daß sämtliche Fiebernden, die nicht offensichtlich ganz leicht krank waren, dreimal täglich 0,2, besonders kräftige sogar 0,4 Pyramidon erhielten. Sehr bald konnten wir die Pyramidongaben auf die mittelschweren und schweren Fälle beschränken, gaben dann auch in keinem Falle mehr als dreimal 0,2 und sahen selbst von dieser kleinen Dosis oft derartige Schweißausbrüche, daß wir bei vielen Patienten auf dreimal 0,1, sogar auf dreimal 0,05 heruntergingen, und im Beginn des Stadium decrementi mit Pyramidon völlig aufhörten.

Ein Urteil über den Erfolg der Pyramidonbehandlung zu geben, ist natürlich sehr schwer, da man nur den persönlichen Eindruck und keine exakten Beobachtungen als Unterlage hat. Persönlich möchte ich sagen, daß ich bei den mit Pyramidon und Bädern behandelten Typhen keinen Unterschied gesehen habe gegenüber den in anderen Epidemien lediglich mit Bädern behandelten. Ob in den durch Pyramidon hervorgerufenen starken Schweißen gerade etwas sehr Wünschenswertes zu erblicken ist, steht dahin. Ich möchte aber betonen, daß es bei den schwersten Typhen nicht gelungen ist, durch Pyramidon nennenswerte Fieberremissionen zu bewirken und daß Delirien oder stärkere Somnolenz durch Pyramidon nicht beeinflußt wurden. Es mag sein, daß dies an unserer Art der Darreichungen lag, und daß man mit kleineren, dafür zahlreicheren Dosen bessere Erfolge hat."

Die Bäderbehandlung war auf Station B so eingeteilt:

„daß die leichten Fälle nicht gebadet wurden, die übrigen einmal täglich, die besonders schweren Fälle zweimal täglich, und zwar wurden jedesmal bei dem Krankenbesuch vor- und nachmittags die Kranken zum Baden bestimmt. Als Grundsatz galt, daß nicht die Fieberhöhe, sondern der Allgemeinzustand die Indikation zum Baden abgab, ebenso wie wir mit den Bädern nicht etwa eine Herabsetzung des Fiebers bezweckten. Im allgemeinen wurden Bäder von 32—34⁰ und von 10 Minuten Dauer gegeben. Am Schlusse des Bades erhielten die Kranken dreimal einen Kopf-, Brust- und Rückenguß mit Wasser von 22—24⁰.

Während des Badens wurden die Gliedmaßen frottiert, nach dem jedesmaligen Uebergießen wurde der Oberkörper wieder in das warme Bad zurückgelehnt.

Nachts wurden keine Bäder verabreicht. Ganz vereinzelt erhielten delirierende Kranke in der Nacht kalte Ganzpackungen, die nach zwei- bis dreimaligem Wechseln die gewünschte Beruhigung erzielten.

Die zuverlässige Verabreichung einer großen Anzahl von Bädern in der geschilderten Art hat ihre großen technischen Schwierigkeiten. Wir hatten zu diesem Zweck für jeden Baderaum ein besonderes Personal bestimmt, bestehend aus je einem Sanitätsunteroffizier und zwei Sanitätssoldaten. In den Krankensälen wurden keine Bäder gegeben, da der Transport der Wannen zu schwierig und zu zeitraubend gewesen wäre, auch in der ersten Zeit keine Reservebetten zur Verfügung standen. Die Kranken wurden aus ihren Betten auf Tragen gelegt, auf diesen in das Badezimmer getragen (oder später mittelst eines bei Personal und Patienten sehr beliebten Fahrgestells gefahren) und dort in die Wanne gehoben. Auf der Trage wurde dann eine Wolldecke und ein Laken zum Abtrocknen ausgebreitet, der aus dem Bade gehobene Kranke auf der Trage abgetrocknet und noch in dem Laken und in der Wolldecke befindlich wieder in den Krankensaal geschafft, wo inzwischen sein Bett zurecht gemacht worden war. Das eigentliche Pflegepersonal hatte sich um die Bäder garnicht zu bekümmern, sondern lediglich dem Badepersonal, welches die bereitgestellten Bäder anmeldete, die einzelnen zum Bade bestimmten Kranken nach Verabreichung eines Stärkungsmittels zu überweisen. Nur auf diese Weise mittels eines kontinuierlichen Badebetriebes ist es möglich gewesen, z. B. in dem Teil der Station B im Hauptgebäude (66 Betten) an einzelnen Tagen über 80 Bäder zu geben.

Die Kranken fühlten sich durchweg nach den Bädern erfrischt und hatten Nahrungsbedürfnis, Delirierende oder Somnolente kamen für einige Zeit zu sich, Pneumoniker atmeten besonders unmittelbar nach den Rückengüssen tiefer und ausgiebiger und der Puls wurde kräftiger. Manche Patienten konnten die Zeit ihres Bades kaum erwarten, baten auch von selbst nachmittags um ein zweites.

Je nach dem Allgemeinzustand, dem Puls und den Wünschen der Kranken wurden in den genannten Temperaturen und der Dauer der Bäder Änderungen getroffen, auch die kalten Güsse fortgelassen. Aber ich betone gleich, daß nur wenige Kranke unser Schema nicht als angenehm empfanden und daß nur einer, bei dem eine Pleuritis wahrscheinlich schon in der Entwickelung begriffen war, bat, überhaupt von den Bädern Abstand zu nehmen. Im späteren Verlaufe sehr schwerer Typhen und bei sehr abgemagerten Patienten haben wir allerdings die Temperatur des Bades und der Güsse ganz allgemein höher — 36° und 26° — genommen. Daß bei Darmblutungen, Peritonitis und dgl. die Bäder sofort ausgesetzt wurden, versteht sich von selbst.

Die beschriebene Art der Bäderverabreichung ist also, von wenigen Ausnahmen abgesehen, für kräftige jugendliche Typhuskranke als durchaus geeignet zu bezeichnen."

Außer Pyramidon wurden nur wenige Arzneimittel angewandt. Bei vielen Zugängen, besonders, wenn sie verstopft waren, wurde zunächst Rizinus oder Kalomel (3 × 0,2) gegeben. Kranke mit stärkeren Bronchitiden oder Pneumonien erhielten neben einem nächtlichen Brustpriesnitz gelegentlich wohl ein Expektorans oder Solvens, bei nachts sehr unruhigen Kranken mußte Veronal, zuweilen auch Morphium angewandt werden, und obstipierte Patienten erhielten im späteren Krankheitsverlaufe Rizinusöl oder Einläufe. Vielfach, auch in der Rekonvaleszenz, war es nötig, schwächenden Durchfällen arzneilich entgegen zu treten, ohne gerade ein Stopfmittel zu geben.

Die Station B hat in diesen Fällen das freundlichst zur Verfügung gestellte Uzara in Form von Liquor und von Tabletten benutzt und ist damit ganz zufrieden gewesen. Besonders als Liquor (3 × 15 bis 20 Tropfen) erzeugt Uzara ein angenehmes Wärmegefühl im Magen, und das quälende Kollern sowie der plötzliche Stuhldrang lassen nach, wenngleich dünne Stühle, aber in verminderter Häufigkeit, noch weiter entleert werden.

Die Station A hat von Uzara keine Erfolge gesehen.

Darmblutungen wurden in der üblichen Weise mit Eispillen, eisgekühlter rein flüssiger Kost, Eisblase auf den Leib, und mit Wismut und Opium behandelt. Bei 8 Kranken wurde Gelatine subkutan injiziert, bei einem derselben wiederholten sich trotzdem die Darmblutungen und führten zum Tode, bei den anderen hörten die Blutungen nach der Gelatineinjektion auf.

Auf Vorschlag des Assistenzarztes Hoene wurde bei zwei Fällen von Darmblutungen Eskalin versucht; ein Urteil über die Wirkung läßt sich nicht abgeben. Bei einem später an Peritonitis Gestorbenen fand sich das metallische, fein verteilte Aluminium im ganzen Darmkanal festhaftend, ohne die Geschwüre besonders zu bevorzugen.

An kleinen chirurgischen Eingriffen wurden ausgeführt; Einschnitte in Furunkel, Abszesse, Zellgewebsentzündungen (dreimal Panaritien), ausgedehnte mehrmalige Einschnitte in eine Zellgewebsphlegmone des Vorderarms, Entfernungen adenoider Vegetationen und Nasenpolypen.

Operationen: Zwei einseitige, eine doppelseitige Warzenfortsatz-
aufmeißelung, drei einseitige, zwei doppelseitige Empyemoperationen
durch Rippenresektion, ein querer Luftröhrenschnitt.

Zum Schluß sei noch hervorgehoben, daß im Lazarett die strengsten
Maßnahmen zur Verhütung der Übertragung des Typhus auf das
87 köpfige Pflegepersonal getroffen waren, und daß auch häufige Belehrungen in dieser Richtung stattfanden. Leider ist eine Diakonissin
der Station B an Typhus erkrankt, der zum Glück leicht verlief. Ein
Prozentsatz von nur 0,4 Ansteckungen durch Pflege ist ein recht
günstiges Ergebnis für die Verhütungsmaßnahmen im Lazarett Hanau,
die noch dazu erschwert wurden durch die erhebliche Überbelegung
und durch das Behelfsmäßige, welches infolgedessen den Wirtschafts-
und Nebenräumen der Stationen, ebenso wie den Unterkunftsräumen
des Personals anhaftete.

IV.

Pathologisch-anatomischer Teil.

Von

Oberstabsarzt Dr. **Hillebrecht.**

Leichenbefunde.

Bei 17 von 20 Gestorbenen konnten vollständige oder nur teilweise Obduktionen vorgenommen werden. In mehreren Fällen wurden Organteile durch das Senckenbergische Pathologisch-anatomische Institut (Prof. Dr. B. Fischer) in Frankfurt a. M. in dankenswerter Weise mikroskopisch untersucht.

In Folgendem sollen die wichtigeren Einzelbefunde organweise ohne epikritische Bemerkungen zusammengestellt werden. Angaben über Krankheitstage beziehen sich nur auf die im Lazarett verbrachte Zeit; in Klammern hinzugefügte Zahlen auf die Zeit vom Auftreten des ersten subjektiven Krankheitsgefühls bis zu dem Tode.

Allgemeines.

Der allgemeine Ernährungszustand war je nach der Krankheitsdauer verschieden, die Frühgestorbenen waren durchweg gut genährt, die Spätgestorbenen zeigten verringertes Fettpolster. In keinem Falle war eine so hochgradige Abmagerung vorhanden, wie bei mehreren später Genesenen. Eine Leiche (Do.) war ikterisch, fünf waren äußerlich sehr blaß, bei zweien von diesen (Z. und Sl.) bezog sich die Blässe nur auf die äußeren Bedeckungen, bei drei anderen (Bh., Nf. Wa.) auch auf die inneren Organe. Bei den beiden Letztgenannten waren schwere Darmblutungen vorausgegangen, bei Wa. sogar noch an der Leiche nachweisbar. Bei den übrigen Obduzierten wurde regelrechte Blutfüllung vermerkt.

Bei Do. fand sich an der Nasenspitze eine markstückgroße Gangrän, die leicht wallartig begrenzt und von einer Exkoriation in der linken Nasenöffnung ausgegangen war. Mikroskopisch ergab sich umfangreiche Nekrose der Haut, Schleimhaut und des Knorpels, um-

7*

geben von starker entzündlicher Infiltration. Durch Bakterienfärbung wurden grampositive Kokken, meist zu zweien, seltener zu vier und sechs angeordnet, ohne Kapseln, festgestellt, wahrscheinlich Streptokokken. Der nomaartige Befund wurde von pathologisch-anatomischer Seite als Folge septischer Embolie aufgefaßt.

Muskulatur.

Die Muskulatur zeigte das übliche Verhalten bei fieberhaften Infektionskrankheiten; Entartungen der Muskulatur wurden nicht gefunden, abgesehen (Z.) von einer gewaltigen Zerreißung, wahrscheinlich nach wachsartiger Degeneration, im unteren Drittel des rechten geraden Bauchmuskels, entsprechend einer schwarzroten Hautverfärbung in der rechten unteren Bauchhälfte. An der Stelle der Zerreißung fand sich ein fast faustgroßes Blutgerinsel, in dessen Umgebung die Bauchdecken in weitem Umfange blutig durchtränkt waren. Die Zerreißung bzw. die dadurch verursachte Suffusion war ohne Schmerzen entstanden und bereits 48 Stunden vor dem Tode nachweisbar gewesen. Klinisch hatte es sich um die foudroyante Form des Typhus gehandelt. Abszesse in den Muskeln, Erkrankungen der Knochen und Gelenke sind an der Leiche nicht beobachtet worden.

Verdauungsorgane.

Wie gewöhnlich wiesen die obersten Teile des Verdauungskanals die geringsten Veränderungen auf. Rachengeschwüre wurden an der Leiche nicht gefunden, wohl aber ein kleines Geschwür im Anfangsteil der Speiseröhre (Ss.). Bei Bs. erstreckte sich ein echt diphtherischer Rachenbelag auch in die oberste Speiseröhre hinein.

Zweimal wurden feinere Blutungen in die Schleimhaut des Verdauungskanals gesehen, und zwar bei Sl. im Magen und Zwölffingerdarm, bei Do. außerdem im Leerdarm.

Ein Versuch, die übrigen Darmbefunde tabellarisch zusammenzustellen, erscheint untunlich. Es mögen daher die Resultate kurz hintereinander aufgeführt werden.

Bs., gestorben am 17. (18.) Krankheitstage. Geringe Schwellung der Peyerschen Plaques, wenige, fast gereinigte Geschwüre in der Nähe der Ileozökalklappe, Dickdarm frei.

Mo., gestorben am 16. (23.) Krankheitstage. Mässige Geschwürsbildung und geringe Schwellung der lymphatischen Gebilde des Dünndarms. Sehr starker Meteorismus. (Vgl. Klinischer Teil, Typhus gravissimus).

Fr., gestorben am 7. (19.) Krankheitstage. Schwellung der lymphatischen Gebilde des Ileums, mäßig zahlreiche Geschwüre, teilweise schon gereinigt, im untersten Teil des Ileums. Vereinzelte Geschwüre im Dickdarm. Meteorismus.

Z., gestorben am 9. (27.) Krankheitstage. Gewaltige Schwellung der Lymph-
knötchen und der Peyer'schen Haufen des Dünndarms; Konfluenz und oberflächliche Ulzeration, Verschorfung in der Nähe der Ileozökalklappe, wo einzelne Plaques
sich rasenförmig, fast zentimeterhoch über die umgebende Schleimhaut erheben.
Im untersten Dünndarm und im aufsteigenden Dickdarm einzelne erbsengroße, tiefe,
von Solitärfollikeln ausgegangene Geschwüre. Ein linsengroßes Geschwür im
Wurmfortsatz.

Ko., gestorben am 12. (20.) Krankheitstage. Auffallend geringe Beteiligung
der Peyer'schen Plaques, die nirgends ulzeriert sind. Durch das ganze Ileum
sehr starke Schwellung der Solitärfollikel. Im untersten Ileum und im Blinddarm
teilweise oberflächliche Verschorfung, teilweise tiefe Ulzeration derselben.

Wa., gestorben am 27. (38.) Krankheitstage. Geringe Erkrankung der Peyerschen Haufen, stärkere der Solitärfollikel. Stecknadelkopf- bis erbsengroße, teilweise sehr tiefe Geschwüre befinden sich in dem Darmstück von der Ileozökalklappe an 1 m nach aufwärts. Rektum mit teerartigem Blut gefüllt. Blutungs-
quelle nicht gefunden.

Snr., gestorben am 15. (19.) Krankheitstage. Veränderungen nur im Ileum,
mässige markige Schwellung der Peyer'schen Haufen, stärkere Schwellung der
Einzelfollikel, einzelne erbsengroße Geschwüre nahe der Ileozökalklappe.

Kr., gestorben am 77. (87.) Krankheitstage, am 19. Tag nach Beginn eines
schweren Rezidivs, an Sepsis. Im unteren Ileum und im Beginn des Dickdarms
linsen- bis pfenniggroße, flache Geschwürnarben mit pigmentierter Umgebung.
Geringgradige Schwellung der Peyer'schen Haufen. Im Ileum fleckweise geschwollene Schleimhaut.

Do., gestorben am 52. Krankheitstag, dem 9. Tag nach Beginn eines Rezidivs
an Sepsis. Im oberen Ileum wenig Schwellung, unten mässig zahlreiche geschwollene und geschwürige Plaques. Zahlreiche ulzerierte Solitärfollikel auch
im aufsteigenden Dickdarm. 60 cm oberhalb der Klappe reicht ein trichterförmiges
Geschwür bis auf die Serosa. Außen an dieser Stelle Netz- und Darmwand leicht
verklebt, nach Lösung dieser Verklebung zeigt sich die Darmserosa getrübt und
injiziert (Selbstheilung beginnender Perforation).

Jd., gestorben am 35. (46.) Krankheitstage. Im Dünndarm und Dickdarm
mäßig zahlreiche gereinigte atonische Geschwüre. Erbsengroße Perforation 10 cm
oberhalb der Ileozökalklappe. Peritonitis. In der Ileozökalgegend dicker Eiter
zwischen den Darmschlingen und Bauchfelltaschen und stärkere Verklebungen,
in der übrigen Bauchhöhle nur ein dünner fibrinöser Belag. Sonst nur wenig
Flüssigkeit in der Bauchhöhle. (Vgl. Klinischer Teil, Porforationsperitonitis.)

Sh., gestorben am 13. (17.) Krankheitstage. Geringfügige Veränderungen im
oberen Ileum. Die Geschwürsbildung — wenige und kleine Geschwüre — beginnt
1 m oberhalb der Ileozökalklappe. Auch im Dickdarm geringe Follikelschwellung
ohne Ulzeration. 50 cm oberhalb der Klappe erbsengroße Perforation. Die Umgebung der Perforation in Dreimarkstückgröße dickeitrig belegt, die Perforation
selbst durch einen erbsengroßen, sehr zähen Kothbröckel, der halb aus dem Loch
in die Bauchhöhle ragt, fest verschlossen. Diffuse Peritonitis, fibrinöser Belag auf
den Darmschlingen, in der Bauchhöhle über $1\frac{1}{2}$ l kotigriechende Flüssigkeit.
(Vgl. Klinischer Teil, Perforationsperitonitis.)

Vh., gestorben am 10. Krankheitstag. Mäßige Schwellung, wenig Geschwüre,
10 cm oberhalb der Ileozökalklappe linsengroße Perforation. Diffuse Peritonitis.
Reichlich dünne kotigriechende Flüssigkeit in der Bauchhöhle.

Ss., gestorben am 21. (23.) Krankheitstage. Im untersten Teil des Dünndarms einige geschwollene Follikel, Plaques und Geschwüre. Sehr viele, teilweise tiefe Geschwüre im aufsteigenden Dickdarm. Perforation an der Flexura hepatica des Dickdarms in Form eines fast markstückgroßen zweifenstrigen Loches; dicht daneben noch zwei etwa linsengroße Offnungen. In der Bauchhöhle große Mengen dünner, kotigriechender Flüssigkeit. Diffuse Peritonitis.

Nf., gestorben am 26. (42.) Krankheitstage. Im oberen Ileum Schwellung der Peyer'schen Plaques. Im unteren Ileum zahlreiche, teilweise oberflächlich verschorfte, teilweise tief ulzerierte Peyer'sche Plaques und Follikel. Sehr viele tiefe Geschwüre im aufsteigenden Dickdarm.

Bh., gestorben am 15. (22.) Krankheitstage. Sehr starke Schwellung der Plaques und einer Menge Einzelfollikel im Dünndarm und an der Ileozökalklappe.

Sl., gestorben am 13. Tage eines foudroyanten Rezidivs. Mäßig zahlreiche Plaques, nur in der unteren Ileumhälfte verändert; nahe der Klappe und auf der Klappe selbst bereits gereinigte Geschwüre; sehr zahlreiche Geschwüre im aufsteigenden, einzelne auch im queren Dickdarm. Letzterer ist mit Blut gefüllt.

Hr., gestorben am 108. (116.) Krankheitstage an Miliartuberkulose und Empyem. Im Dickdarm Narben typhöser Geschwüre.

Bezüglich der spezifisch typhösen Darmveränderungen sei betont, daß, abgesehen von den deutlich späten Stadien völlig gereinigter Geschwüre (Jd.) oder Narben (Kr. und Hr.), ein Schluß aus dem Leichenbefund auf die Krankheitsdauer nicht gezogen werden konnte. Obduktionen vom 26. 12. 12 und vom 9. 1. 13 wiesen ungefähr die gleichen Stadien auf, obgleich der Krankheitsbeginn anamnestisch auf denselben Termin zu verlegen war und es sich nicht um Rezidive handelte. Als auffällig imponierte auch hier die bekannte Tatsache, daß der Grad und die Ausbreitung der lymphatisehen Schwellungen und der Ulzerationen durchaus nicht der Schwere des Krankheitsbildes parallel ging: bei den schwersten foudroyanten Formen fanden sich sowohl sehr ausgebreitete als auch geringfügige Darmveränderungen ganz in gleicher Weise, wie bei den an Peritonitis oder Blutungen zu Grunde gegangenen.

Weiterhin war durchweg zu erkennen, daß die Intensität des Krankheitsprozesses wenigstens im Ileum von oben nach unten progressiv zunahm. Es kam niemals vor, daß etwa im oberen Ileum stärkere Schwellungen gefunden wurden, als im unteren Abschnitt dieses Darmteils, weiterhin wurden im oberen Ileum niemals ulzerierte Peyer'sche Plaques gesehen, gleichgültig welcher Krankheitsperiode die Leichen entstammten. Es scheint daraus hervorzugehen, daß wenigstens bei unserem kleinen Material die geschwollenen lymphatischen Gebilde des oberen Ileums die Tendenz hatten, sich ohne Ulzeration zurückzubilden.

Die mehr oder minder große Beteiligung der Solitärfollikel war gleichfalls in keinem Zusammenhang mit dem klinischen Bilde der

Erkrankung, ebensowenig das in mehreren Fällen starke Ergriffensein des Dickdarms.

Lediglich bei Mo., Fr. und Z. entsprach die besondere Schwere der aufgefundenen Veränderungen dem voraufgegangenen foudroyanten Krankheitsverlauf. Bei Mo. und Fr. gab der starke Meteorismus sämtlicher Darmteile bei im übrigen nicht sonderlich starken Schwellungen und Ulzerationen (ohne Peritonitis) einen Hinweis auf die speziell toxische Form der Erkrankung, während Meteorismus sonst nur bei gleichzeitiger eitriger Peritonitis festgestellt wurde. Bei Z. waren geradezu gewaltige Schwellungen der lymphatischen Darmapparate vorhanden.

Eine besondere Beachtung verdient noch der anatomische Befund bei den Darmblutungen. Unmittelbar an der Blutung gestorben, bei auch im übrigen schwerem Typhus, ist nur Wa. Die Quelle der Blutung konnte nicht gefunden werden, und es ist auffällig, daß bei Wa. überhaupt nur sehr kleine Geschwüre vorhanden gewesen sind. Bei Nf. und Jd., die einige Tage nach der Blutung aus anderweitiger Ursache zum Exitus kamen, wurde gleichfalls die Stelle der alten Blutung nicht gefunden, ebenso bei Sl. Bei diesem war im Ileum kein Blut, dafür aber war der Dickdarm mit Blut gefüllt, und da sich gleichzeitig zahlreiche Geschwüre im Dickdarm fanden, so kann wohl dieser Darmteil als Quelle der Blutung angenommen werden.

Veränderungen der Mesenterialdrüsen

wurden in 14 Fällen vermerkt, auch bei dem an einer Spätperforation gestorbenen Jd.; nicht gefunden wurden sie bei Kr. und Hr. (Todesursache: Nachkrankheiten.) Die Drüsen waren bohnen- bis walnußgroß, die stärkst geschwollenen lagen immer in der Ileozökalgegend. Bei drei Obduktionen (Bh., Vh. und Mo.) wurde je eine teilweise verkalkte Mesenterialdrüse gefunden, und zwar jedesmal nahe der Ileozökalklappe. Die Verkalkungen waren innerhalb der Drüse ziemlich ausgebreitet, entsprachen durchaus dem Bilde abgeheilter Tuberkulose und wurden auch von kompetenter Seite so aufgefaßt.

Leber- und Gallenwege.

Von erheblichen Veränderungen ist vermerkt: stark vergrößerte Leber, Parenchym stark getrübt, bei Bs., Wa., Nf. und Sl. (3375 g). Bei Sl. war gleichzeitig ein ziemlich beträchtlicher Grad von Hydrops der Gallenblase vorhanden, bei Kr. ein leichter Grad von Stauungsleber, bei Do. ist ein deutlicher Ikterus der nicht vergrößerten, aber sehr weichen und trüben Leber vermerkt. Außer den oben genannten sind Veränderungen der Gallenblase und Gallenwege nicht gefunden worden. Bakteriologische Untersuchungen des Gallenblaseninhaltes wurden nicht vorgenommen.

Herz- und Gefäßsystem.
16 Obduktionen von Brusthöhlen.

Auffällig war die in 8 Fällen trotz frühzeitiger Obduktion vermerkte Schlaffheit des Herzmuskels, der dann auch auf dem Durchschnitt trübe erschien (Sl., Vh., Hr., Z., Fr., Sh., Ko. und Bs.). Bei Hr. erschien dabei das Herz in beiden Hälften etwas vergrößert, bei Z. fanden sich Ekchymosen unter dem Perikard, bei Wa. († Darmblutung) ist berichtet, daß das Muskelfleisch der Herzwand und der Papillarmuskeln streifig-gelblich getrübt war. Bei Do. fand sich eine sehr deutliche Vergrößerung der rechten Herzhälfte, bei Kr. als Todesursache eitrige Perikarditis infolge von Sepsis, ein seropurulentes Exsudat im Herzbeutel, fibrinöse Auflagerungen auf dem rechten Vorhof, geringe interstitielle Myokarditis und ein sehr stark, besonders rechts, erweitertes Herz. In der linken Hälfte gleichzeitig eine mäßige Hypertrophie und eine geringfügige Verengerung der Mitralöffnung. (Vgl. auch unter Nieren.)

Eine besondere Beachtung verdienen die bei 7 Obduktionen (Sl., Do.. Ss., Snr., Nf., Wa. und Sh.) vorhandenen Veränderungen der Intima der großen Gefäße, Befunde, die um so wichtiger sind, als es sich um jüngere Leute, sämtlich im Alter von 20—22 Jahren handelte. Es fanden sich an der Brustaorta, besonders um die Gefäßursprünge herum und in der Nähe der Klappen, einmal auch in der Bauchaorta, meist netzförmige und streifige gelbliche Trübngen der Intima. Zweimal hatten die Veränderungen auch die Form von größeren gelblichen Platten. Die mikroskopische Untersuchung eines solchen Falles ergab die übliche Verdickung der Intima mit reichlicher Ablagerung von Fettröpfchen.

Bei zweien dieser Fälle (Sl. und Nf.) waren nun auch in den Koronararterien diese Veränderungen nachzuweisen und zwar nicht in Form feiner Streifen, sondern mehr in Art von dickeren plattenartigen Erhebungen. Bei Sl. waren diese allerdings kaum über stecknadelkopfgroß, bei Nf. dagegen bis zu erbsengroß und wurden in kleinerem Maßstab auch in den feineren Verzweigungen der Kranzarterien gefunden, ein immerhin bei Typhus junger Leute nicht gerade häufiger Befund. Nur bei Nf. war die unmittelbare klinische Todesursache Herzschwäche, die schon in den letzten Lebenstagen nachweisbar gewesen war.

Milz.

Der Milztumor bot durchweg das gewöhnliche Bild der Typhus-milz. Es fanden sich sehr große Tumoren fünfmal, mittelgroße sechs-mal, mäßige viermal. Bei Hr. († Nachkrankheit) war die Milz nicht geschwollen, bei Z. erreichte die Milz die halbe Größe der Leber. Bemerkenswert ist, daß bei dem an schweren wiederholten Darm-blutungen gestorbenen Wa. noch immer ein ziemlich beträchtlicher, allerdings schlaffer Milztumor bestand. Im übrigen konnten aus der Art und Größe des Milztumors keine Beziehungen zu Art und Zeit der Krankheit gewonnen werden. Abszesse und Infarkte sind nicht beobachtet worden.

Nieren.

Nur bei Snr., Mo., Ko. und Bs. ist kein krankhafter Befund an den Nieren vermerkt, bei den übrigen werden die Nieren als groß, blaß, etwas graugelblich beschrieben, mehr oder weniger schlaff, die Rindenschicht etwas verbreitert. Bei Hr. fanden sich anämische In-farkte, bei Kr. (Sepsis, vgl. unter Herz) Abszeßbildungen im Bereich der geraden Harnkanälchen, geringe entzündliche Infiltrate in der Rinde, dagegen keine Tuberkel.

Nebennieren.

Bei Do. († im Anschluß an Rezidiv, an Sepsis) waren die Neben-nieren sehr groß, weich, und im Innern von Blutungen durchsetzt.

Atmungsorgane.

Die in der ganzen Epidemie, auch in manchen leichten Fällen vorhandene Beteiligung der Atmungsorgane machte sich auch patho-logisch-anatomisch bemerkbar. Niemals vermißt wurde bei den an Typhus selbst gestorbenen Kranken eine erhebliche Bronchitis und Tracheitis. Lungenödem wurde dagegen nur einmal in mäßigem Grade gefunden (Sh.), war aber vorher klinisch nicht in Erscheinung ge-treten.

Besonderes Interesse erregten natürlich die auch klinisch öfters nachweisbaren Fälle von Kehlkopfulzerationen. So wurden bei Ss., bei dem übrigens pneumonische Veränderungen nicht vorlagen, drei kleinere Kehlkopfgeschwüre gefunden (eins auch in der Speise-röhre, s. o.), bei Nf. war der Kehldeckel auf der Kehlkopfseite völlig des Epithels beraubt und mit einer Menge kleiner tiefer Geschwürchen bedeckt, ebenso wie die Taschenbänder, während die Stimmbänder und die übrige Kehlkopfwand kaum verändert waren. Dafür befand sich an der Teilungsstelle der Luftröhre ein tiefes pfennigstückgroßes

Geschwür mit zackigen Rändern und gereinigtem Grunde. Bei Z. war ebenfalls der Kehldeckel auf der Kehlkopfseite größtenteils seines Epithels beraubt, die gesunde Schleimhaut setzte sich scharfrandig ab. Im Kehlkopfinnern war die Schleimhaut geschwollen, aber nicht geschwürig verändert. Bei Snr. waren noch deutliche Zeichen von Glottisödem zu finden in Form von starker Runzelung der aryepiglottischen Falten. Erstickungszeichen waren intra vitam nicht vorhanden gewesen. Das Kehlkopfinnere war mit einem grauen, etwa 1 mm dicken fibrinösen Belag bedeckt, in welchem mikroskopisch und kulturell Typhus- und Diphtheriebazillen nicht nachgewiesen werden konnten. Unter diesem Belag fanden sich mehrere tiefe, linsengroße Geschwüre, besonders an den Stimmbändern und den Taschenbändern. Ein großer Teil der Kehlkopffläche des Kehldeckels war der Schleimhaut bar. Am seitlichen Kehldeckelrand lag ein erbsengroßes Geschwür. — Auf Mischinfektion beruhte der Kehlkopfbefund bei Bs. Von der hinteren Nasenhöhle an erstreckte sich ein zusammenhängender diphtherischer Belag (absteigender Krupp) in den Rachen, über die Mandeln, die Zungenseite des Kehldeckels in den Kehlkopf und den Anfangsteil der Speiseröhre hinein und setzte sich in die Luftröhre und deren rechtsseitige Verzweigungen bis in die Bronchien dritter Ordnung fort. Der Belag hatte die Form schwer ablösbarer, dicker, gelblicher Membranen, die in der Luftröhre und in den Bronchien von Röhrengestalt, im Kehlkopf mehr zerfliesslich waren. Post mortem wurden aus diesen Membranen Diphtheriebazillen gezüchtet. Im Kehlkopfinneren, namentlich an den Stimmbändern, fanden sich unter dem Belag zahlreiche kleinere Geschwüre, die auf den durch die Darmveränderungen sichergestellten Typhus bezogen wurden. Bei Kr. († Nachkrankheit) war der Kehldeckelrand jederseits mit einem feinen Belag bedeckt. Kr. war während des Typhus fast ständig heiser, zeitweise stimmlos gewesen. Bei Sl. endlich war das Glottisödem bei der sehr bald p. m. ausgeführten Obduktion noch vorhanden: die aryepiglottischen Falten zogen in Form von zwei dicken Wülsten jederseits des Kehlkopfeinganges, der zwischen ihnen als schmaler Spalt lag, nach hinten; auch die Taschenbänder waren stark geschwollen, Geschwürsbildung wurde nicht gefunden. Der Tod war nach der im übrigen sehr foudroyant verlaufenen Krankheit sehr plötzlich unter Erstickungserscheinungen eingetreten; der Obduzent spricht die Ansicht aus, daß sub mortem der Kehlkopfeingang ganz und gar verlegt gewesen sein müsse. Sonstige Erstickungszeichen, Blutaustritte usw. waren nicht nachweisbar.

Es wurden somit 7 mal unter 16 Obduktionen schwerere Kehlkopfaffektionen festgestellt; auch aus klinischen Erwägungen läßt sich folgern, daß vorwiegend die schwereren Fälle der Hanauer Epidemie von ernsteren Kehlkopferkrankungen betroffen worden sind. Eigentümlicherweise war die sonst vorwiegend affizierte hintere Kehlkopfwand stets frei von gröberen Lokalisationen.

Pneumonische Veränderungen waren, wie gewöhnlich, auch bei den Hanauer Typhusleichen ein selten vermißtes Bild. Nur ganz wenig ausgesprochen oder nicht nachweisbar waren sie bei den Todesfällen infolge Perforationsperitonitis (Ss., Sh., Vh., bei Jd. wurden die Brustorgane nicht obduziert). Bei Hs. fanden sich rechts auf der wegen typhösen Empyems (Ty. bac. +) operierten Seite dicke Schwartenbildungen. Gleichzeitig waren die Lungen von miliaren Tuberkeln durchsetzt, 5 Hilusdrüsen waren verkäst. Bei Kr. wurde eine nicht sehr umfangreiche, alte, abgekapselte, linksseitige Spitzentuberkulose mit frischer Aussaat (auch mikroskopisch festgestellt) gefunden, sowie vereinzelte miliare Tuberkel im übrigen Gewebe beider Lungen. Gleichzeitig bestand in demselben Oberlappen, aber räumlich entfernt, ein zentraler pneumonischer Herd.

Fibrinöse Pneumonie im Stadium der Hepatisation wurde bei Fr. im rechten Oberlappen gefunden, während links nur Anschoppung vorhanden war, und bei Bs. im rechten Unterlappen im Anschluß an deszendierenden Krupp, bei diesem auch subpleurale Ekchymosen.

Die sonstigen pneumonischen Veränderungen waren katarrhalischer und hypostatischer Natur und gingen von den Bronchien aus, wenngleich dies bei Bh., Z., Mo. und Sl. nicht ganz deutlich war. Bei Wa. waren die bronchopneumonischen Herde nicht sehr reichlich, bei den anderen nahmen sie stets beide Unterlappen und Teile der Oberlappen ein; bei Z. war besonders links, aber auch rechts ausgebreitete Pneumonie neben den Zeichen länger bestehender aktiver Tuberkulose in Form von mindestens 5 überwalnußgroßen, teilweise verkästen Herden neben zahlreichen kleineren zu finden, ferner eine verkäste Bronchialdrüse. Typische Bronchopneumonien waren vorhanden außer bei Wa. bei Do., Nf., Snr. und Ko.

Bei Snr. waren sehr zahlreiche und überwalnußgroße markig geschwollene Bronchialdrüsen auffällig, die aber auch, wenn auch in kleinerem Maßstabe, bei den anderen während des Höhestadiums der Krankheit Gestorbenen nicht vermißt wurden.

Bei Ko. waren beide Lungen im ganzen Umfange flächenhaft mit der Pleura costalis schwartig verwachsen; wahrscheinlich wurde hierdurch eine Prädisposition für die Pneumonie, die fast keinen Teil der Lunge frei ließ, geschaffen. Gleichzeitig fanden sich mehrere verkäste Bronchialdrüsen.

Bei den übrigen Pneumonien waren die Pleuren in Form fibrinöser Beläge beteiligt, bei Hr. (beiderseitiges Empyem) war eine Lunge bereits fest verwachsen, die andere in dicke eitrige Schwarten eingebettet.

Anhangsweise seien hier im klinischen Interesse nochmals die Fälle zusammengestellt, bei denen sich Zeichen alter oder frischer Tuberkulose nachweisen ließen:

1. Bh., eine verkalkte Mesenterialdrüse.
2. Vh., eine verkalkte Mesenterialdrüse.
3. Mo., eine verkalkte Mesanterialdrüse, und alte Verwachsungen der Pleura costalis und diaphragmatica links.
4. Ko., pleuritische Schwarten, verkäste Bronchialdrüsen.
5. Z., aktive Lungentuberkulose, verkäste Bronchialdrüsen.
6. Hr., alte abgekapselte Tuberkulose mit frischer Aussaat.
7. Kr., alte abgekapselte Tuberkulose mit frischer Aussaat.
8. Do., flächenhafte Verwachsungen der linken Lunge.
9. Wa., feste alte Verwachsungen der rechten Lunge.
10. Sh., 2 bandartige Verwachsungen der rechten Lunge.

Bei den letztgenannten drei ist die tuberkulöse Aetiologie der Veränderungen nicht sicher, aber doch nicht unwahrscheinlich. Es fanden sich somit in 7—10 von 16 Obduktionon tuberkulöse Veränderungen, davon dreimal aktiver Natur. Bei zweien derselben konnte die Tuberkulose als erst durch den Typhus aktiv geworden angesehen werden.

Zentralnervensystem.

Bei der einzigen Gehirnobduktion, die ausgeführt werden konnte, fand sich makroskopisch lediglich eine leichte Trübung der weichen Hirnhaut. Der Tod war nach einer mehrtägigen völligen Bewußtlosigkeit erfolgt, die sich an einen Zustand wilder Delirien angeschlossen hatte (Nf.).

V.

Die Beteiligung des Gehörorganes.

Von

Stabsarzt Dr. **Dölger.**

———

Die Zahl der typhösen Erkrankungen betrug 252.

Ohrkomplikationen wurden festgestellt bei $16 = 6{,}4\,\%$ aller Typhuskranken.

Bei diesen 16 Ohrerkrankungen handelte es sich in einem Fall um eine reine doppelseitige Erkrankung des inneren Ohres, sich kennzeichnend durch normalen Trommelfellbefund, Verkürzung der Knochenleitung, annähernd normalen Ausfall des Rinne'schen Versuches, normale untere Tongrenze und starken Ausfall an der oberen Tongrenze; die Erkrankung setzte auf der Höhe des Typhus mit heftigen Ohrgeräuschen und hochgradiger Schwerhörigkeit ein; der Verlauf war günstig, indem nach 8 Wochen die Hörfähigkeit bereits wieder rechts 8 Meter (6,7), links 6 Meter (6,7) betrug.

Die Behandlung bestand lediglich in innerlicher Darreichung von Sol. Kal. jodat. (8,0 : 200, 3 mal täglich ein Eßlöffel in Milch) während der letzten 4 Wochen.

In den anderen 15 Fällen handelte es sich um akute Mittelohreiterungen und zwar bei 10 Kranken einseitig (6 mal rechtsseitig, 4 mal linksseitig), bei 5 Kranken doppelseitig.

Bei den Mittelohreiterungen war das innere Ohr 5 mal in stärkerem Maße mitbeteiligt.

In diesen Fällen bestanden die Merkmale einer Erkrankung des mittleren Ohres, wie entzündliche Veränderungen und Perforation am Trommelfell, Verlängerung der Kopfknochenleitung, negativer oder stark verkürzt positiver Ausfall des Rinne'schen Versuches, Ausfall an der unteren Tongrenze, daneben ein größerer oder geringerer Ausfall an der oberen Tongrenze, geprüft mit dem Edelmann-Galtonpfeifchen.

Außer in 1 Fall war bei allen der Durchbruch des Trommelfells von selbst erfolgt; 1 mal durch Parazentese, in diesem Falle erfolgte der Rückgang der akut entzündlichen Erscheinungen rasch (innerhalb 17 Tagen) ohne nennenswerte Nacheiterung.

Zu größeren Trommelfellzerstörungen kam es bei 4 Kranken 5 mal, also 1 mal doppelseitig, in den übrigen Fällen bot das Trommelfell das typische Bild der genuinen akuten Mittelohreiterungen wie Schwellung, Rötung, kleine Perforation des Trommelfells hinten unten an den immer wieder auftretenden Eitertropfen erkenntlich.

Als gleichzeitige Veränderungen des äußeren Gehörganges fanden sich bei den Mittelohreiterungen:

1 mal Otitis ext. circumscripta.

3 „ „ „ diffusa.

1 „ Senkung der hinteren oberen knöchernen Gehörgangswand.

Starker Druckschmerz am Warzenteil wurde 8 mal festgestellt.

Das Auftreten der Mittelohrentzündungen erfolgte in 13 Fällen zwischen dem 19. und 35. Krankheitstage, 4 mal früher und 3 mal sehr viel später.

Auf der Höhe der typhösen Erkrankungen oder eines Typhusrezidives trat die Mittelohrentzündung auf: 7 mal; gegen Ende der typhösen Erkrankung im Stadium der Entfieberung: 4 mal; nach der Entfieberung: 8 mal; während des Aufenthaltes im Genesungsheim 1 mal.

Die Behandlung bestand in Ohrbädern mit erwärmter 3 proz. Wasserstoffsuperoxydlösung, 3 mal täglich je 10 Minuten; etwa 2 mal wöchentlich Ausspritzen, Trocknen und Borpulvereinblasung; Eisblase auf den Warzenteil, Einblasen von Bormentholpulver in die Nase.

5 mal (1 mal rechts, 2 mal links, 1 mal doppelseitig) wurde die Eröffnung des Warzenteiles in Chloroformnarkose nötig, 4 mal fanden sich die Warzenzellen in ausgedehnter eitriger Einschmelzung, darunter 2 mal mit perisinuösem Abszeß; 1 mal fand sich der ganze Warzenteil mit traubenförmigen mißfarbigen Granulationen angefüllt und von spärlichem Eiter durchsetzt, während die restierenden Zellen von Schleimhaut entblößt und von weißer Farbe erschienen. In letzterem Falle dauerte es längere Zeit (2—3 Wochen) bis die Oberfläche der nackten Knochenpartien wieder zu granulieren begann, ohne daß es jedoch zur Abstoßung eines Sequesters gekommen ist; bei den übrigen Fällen unterschied sich der Verlauf in nichts von den sonst operierten Mittelohrentzündungen.

Als Indikationen für die Eröffnung des Warzenteiles kam in Frage: zunehmende Druckempfindlichkeit am Warzenteil, anhaltende oder erneut einsetzende profuse Eiterung, fortschreitende Hörverschlechterung.

Die Temperaturen ließen bei der Indikationsstellung gänzlich im Stich. In den Fällen mit anhaltend hohen Temperaturen oder erneut einsetzenden hohen Temperaturen handelte es sich entweder um besonders schwere Fälle von Typhus, um Typhusrezidive oder um sonstige schwere Komplikationen wie Pneumonie, Pleuritis, Endokarditis u. s. f., sodaß nicht mit Sicherheit gesagt werden konnte, ob das Fieber allein darauf oder auch auf die fortschreitende Mittelohreiterung zu beziehen sei. Nach der Entfieberung aber und beim Fehlen sonstiger Komplikationen war die Beurteilung dadurch erschwert, daß in diesem Stadium bei Typhus häufig subnormale Temperaturen bestehen; Temperatursteigerungen, die sonst bei Mittelohrentzündungen für einen operativen Eingriff schon ausschlaggebend sein können, traten dadurch nicht in die Erscheinung. Selbst bei den 2 Fällen mit perisinuösem Abszeß betrugen die Höchsttemperaturen nur 37° und 37,2° C am Tage der Operation.

Der Ausgang der Mittelohreiterungen war folgender:

1. Dienstfähig (annähernd normaler Trommelfellbefund — Trübungen, Narben — normale Hörweite für Flüstersprache) wurden 8 Mann.

2. Dienstunbrauchbar (Zurückbleiben einer größeren trockenen Trommelfellperforation, Beteiligung des inneren Ohres) wurden 5 Mann.

3. Noch in Behandlung (Lufteintreibungen) wegen rückfälliger linksseitiger subakuter, einfacher Mittelohrentzündung 1 Mann.

1 Mann mit profuser Mittelohreiterung ist an den Folgen eines Typhusrezidivs gestorben, nachdem die Mittelohreiterung sich bereits gebessert hatte.

In dem Mittelohreiter — sowohl in dem aus dem Gehörgang wie in dem aus dem operativ eröffneten Warzenteil entnommenen — wurden mikroskopisch und kulturell (Stabsarzt Dr. Stühlinger) ausschließlich Staphylokokken festgestellt, daneben 1 mal Sarcine, in keinem Fall wurden Pneumokokken oder Typhusbazillen gefunden.

Dies beweist, daß die Mittelohrentzündungen im Verlauf des Typhus im allgemeinen kein Produkt der spezifischen Krankheitserreger sind, sondern — wie auch sonst hauptsächlich durch Infektion vom Nasenrachenraum her fortgeleitet — durch die Tube entstehen, wobei als begünstigendes Moment die allgemeine Schwäche und Widerstandslosigkeit des Körpers kommt.

Prophylaktisch sind diese Feststellungen insofern von Wichtigkeit, als sie dazu auffordern, von Anfang an der Pflege der Mund- und Rachenhöhle besondere Aufmerksamkeit zuzuwenden.

Demnach bieten die beobachteten typhösen Mittelohrentzündungen folgende Eigentümlichkeiten:

1. Häufiger spontaner Trommelfelldurchbruch (unter 20 Fällen 19 mal.)

2. Verhältnismäßig rasche, unter unserem Auge entstehende Einschmelzung des Trommelfells (unter 20 Fällen 5 mal).

3. Verhältnismäßig häufige und schwere Mitbeteiligung des Warzenteils (unter 20 Fällen 5 mal Eröffnung).

4. Verhältnismäßig häufige und starke Mitbeteiligung des inneren Ohres bei den Mittelohreiterungen (unter 20 Fallen 5 mal).

VI.

Schlußsätze.

1. Die Untersuchung des Küchenpersonals auf Typhus-Dauerausscheider vor der Anstellung ist empfehlenswert.

2. Bei Typhuserkrankungen im Heere sind Umgebungsuntersuchungen in weitem Umfange nötig.

3. Bei größeren Epidemien ist im Lazarett eine besondere Küche für das Pflegepersonal einzurichten (u. U. Feldküche).

4. In den Absonderungshäusern ist ein Raum mit Gaskochgelegenheit nötig (sog. Teeküche) zur Bereitung einfacher warmer Speisen und Getränke (auch nachts).

5. Im Leichenhaus muß bei der Abflußeinrichtung am Sektionstisch Vorsorge dafür getroffen werden, daß die Abwässer vor dem Eintritt in die Kanalisation desinfiziert werden können.

6. Bei der Hanauer Typhusepidemie waren Rekruten und ältere Jahrgänge an der Krankenzahl und den Todesfällen annähernd gleichmäßig beteiligt; ein Einfluß vorangegangener körperlicher Anstrengungen auf den Krankheitsverlauf hat sich nicht feststellen lassen.

7. Durch Kontaktinfektion wurde die Hanauer Epidemie nicht nennenswert vergrößert oder verlängert.

8. Bei Typhusepidemien im Heere ohne Schutzimpfungen ist damit zu rechnen:

    a) daß nach etwa 12 Wochen die Hälfte der Erkrankten wieder dienstfähig ist,

    b) daß die Truppe $20—25^0/_0$ der Erkrankten durch Tod und Dienstunbrauchbarkeit verliert.

9. Die Hanauer Epidemie hat gezeigt, daß durch streng durchgeführte Maßnahmen das Pflegepersonal vor Infektion geschützt werden kann.

10. Die dem Zustand der Kranken angepaßte Bäderbehandlung (als Ersatz dafür Packungen) ist nicht zu entbehren.

—◆—

25. Heft. Ueber die Entstehung und Behandlung des Plattfusses im jugend-
lichen Alter. Von Dr. Schiff. 1904. 2 M.

26. Heft. Ueber plötzliche Todesfälle, mit besonderer Berücksichtigung der
militärärztlichen Verhältnisse. Von Oberarzt Dr. Busch. 1904. 2 M. 40 Pf.

27. Heft. Kriegschirurgen und Feldärzte der Neuzeit. Von Oberstabsarzt Prof.
Dr. A. Köhler. 1904. 18 M.

28. Heft. Beiträge zur Schutzimpfung gegen Typhus. Bearbeitet in der Medizinal-
Abteilung des Königl. Preuss. Kriegsministeriums. Mit 10 Kurven im Text. 1905. 1 M. 60 Pf.

29. Heft. Arbeiten aus den hygienisch-chemischen Untersuchungsstellen.
Zusammengestellt in der Med.-Abt. des Königl. Preuss. Kriegsministeriums. I. Teil. 1905. 2 M. 40 Pf.

30. Heft. Ueber die Feststellung regelwidriger Geisteszustände bei Heeres-
pflichtigen und Heeresangehörigen. Beratungsergebnisse aus der Sitzung des Wissenschaftl.
Senats bei der Kaiser Wilhelms-Akademie für das militärärztliche Bildungswesen am 17. Februar
1905. Mit 3 Kurventafeln im Anhang. 1905. 1 M.

31. Heft. Die Genickstarre-Epidemie beim Badischen Pionier-Bataillon Nr. 14
(Kehl) im Jahre 1903/1904. Mit einem Grundriss der Kaserne und zwei Anlagen. 1905. 3 M. 60 Pf.

32. Heft. Zur Kenntnis und Diagnose der angeborenen Farbensinnstörungen.
Von Stabsarzt Dr. Collin. 1906. 1 M. 20 Pf.

33. Heft. Der Bacillus pyocyaneus im Ohr. Klinisch-experimenteller Beitrag zur Frage der
Pathogenität des Bacillus pyocyaneus. Von Stabsarzt Dr. Otto Voss. Mit 5 Tafeln. 1906. 8 M.

34. Heft. Die Lungentuberkulose in der Armee. Im Anschluss an Heft 14 der
Veröffentlichungen bearbeitet von Stabsarzt Dr. Fischer. 1906. 2 M.

35. Heft. Beiträge zur Chirurgie und Kriegschirurgie. Festschrift zum siebzigjährigen
Geburtstage Sr. Exz. v. Bergmann gewidmet. Mit dem Porträt Exz. v. Bergmann's, 8 Tafeln
und zahlreichen Textfiguren. 1906. 16 M.

36. Heft. Beiträge zur Kenntnis der Verbreitung der venerischen Krankheiten
in den europäischen Heeren sowie in der militärpflichtigen Jugend Deutschlands. Von
Stabsarzt Dr. H. Schwiening. 1907. Mit 12 Karten und 8 Kurventafeln. 6 M.

37. Heft. Ueber die Anwendung von Heil- und Schutzseris im Heere. Beratungsergebnisse aus der Sitzung des Wissenschaftl. Senats bei der Kaiser Wilhelms-Akademie für das
militärärztliche Bildungswesen am 30. November 1907. 1908. 1 M. 20 Pf.

38. Heft. Arbeiten aus den hygienisch-chemischen Untersuchungsstellen.
Zusammengestellt in der Med.-Abt. des Königl. Preuss. Kriegsministeriums. II. Teil. 1908. 2 M. 80 Pf.

39. Heft. Ueber das Auftreten von Sarkomen, sowie von Haut-, Gelenk- und Knochentuber-
kulose an verletzten Körperstellen bei Heeresangehörigen. Von Oberstabsarzt Dr. Eichel. 1908. 80 Pf.

40. Heft. Ueber die Körperbeschaffenheit der zum einjährig-freiwilligen Dienst be-
rechtigten Wehrpflichtigen Deutschlands. Auf Grund amtlichen Materials unter Mitwirkung von
Oberstabsarzt Dr. Nicolai bearbeitet von Stabsarzt Dr. Heinrich Schwiening. 1909. 5 M.

41. Heft. Arbeiten aus den hygienisch-chemischen Untersuchungsstellen.
Zusammengestellt in der Med.-Abt. des Königl. Preuss. Kriegsministeriums. III. Teil. 1909. 2 M. 40 Pf.

42. Heft. Die altrömischen Militärärzte. Von Stabsarzt Dr. Haberling. Mit 1 Titel-
bilde und 16 Textfiguren. 1910. 2 M. 80 Pf.

43. Heft. Die Hagenauer Ruhrepidemie des Sommers 1908. Bearbeitet in der Medizinal-
Abteilung des Kgl. Preuss. Kriegsministeriums. Mit 3 Tafeln u. 8 Abb. im Text. 1910. 2 M. 80 Pf.

44. Heft. Berichte über die Wirksamkeit des Alkohols bei der Händedesinfektion. Zusammengestellt in der Medizinal-Abteilung des Königlich Preussischen Kriegsministeriums. Mit 8 Textfiguren. 1910. 2 M. 40 Pf.

45. Heft. Arbeiten aus den hygienisch-chemischen Untersuchungsstellen.
Zusammengestellt in der Medizinal-Abteilung des Königlich Preussischen Kriegsministeriums.
IV. Teil. 1911. 3 M.

46. Heft. Beiträge zur Lehre von der sog. „Weil'schen Krankheit". Klinische und
ätiologische Studien an der Hand einer Epidemie in dem Standort Hildesheim während des Sommers
1910. Von Generalarzt Dr. Hecker und Stabsarzt Prof. Dr. Otto. Mit 10 Tafeln, 1 Skizze und
15 Kurven im Text. 1911. 8 M.

47. Heft. Das Königliche Hauptsanitätsdepot in Berlin. Mit 3 Tafeln und 24 Ab-
bildungen im Text. 1911. 2 M.

48. Heft. Ueber ein Eiweissreagens zur Harnprüfung für das Untersuchungsbesteck
der Sanitätsoffiziere. Vorträge und Berichte aus der Sitzung des Wissenschaftl. Senats bei der
Kaiser Wilhelms-Akademie am 6. Mai 1909. 1911. 1 M. 60 Pf.

49. Heft. I. Die Heranziehung und Erhaltung einer wehrfähigen Jugend. Vortrag,
gehalten am 9. Januar 1911 von Dr. Lothar Bassenge, Stabsarzt im Kriegsministerium.
II. Krankenpflege, insbesondere weibliche Krankenpflege im Kriege. Vortrag, gehalten
am 16. Januar 1911 von Dr. Georg Schmidt, Stabsarzt im Kriegsministerium. 1 M. 60 Pf.

50. Heft. Sonnenbäder. Von Oberstabsarzt Dr. W. Haberling. 1912. 1 M. 20 Pf.